减肥不转弯

孟化 编

科学技术文献出版社
SCIENTIFIC AND TECHNICAL DOCUMENTATION PRESS
· 北京 ·

图书在版编目（CIP）数据

减肥不转弯 / 孟化编 .—北京：科学技术文献出版社，
2023.8（2024.1 重印）
ISBN 978-7-5235-0319-5

Ⅰ. ①减… Ⅱ. ①孟… Ⅲ. ①减肥—通俗读物 Ⅳ. ① R161-49

中国国家版本馆 CIP 数据核字（2023）第 106107 号

减肥不转弯

策划编辑：吕海茹　责任编辑：韩晓菲　刘　萌　特约编辑：叶　青
产品经理：韩　烨　杨程越　责任校对：张　微　责任出版：张志平

出 版 者　科学技术文献出版社
地　　址　北京市复兴路15号　邮编　100038
编 务 部　（010）58882938，58882087（传真）
发 行 部　（010）58882868，58882870
邮 购 部　（010）58882873
销 售 部　（010）82069336
官方网址　www.stdp.com.cn
发 行 者　科学技术文献出版社发行　全国各地新华书店经销
印 刷 者　河北鹏润印刷有限公司
版　　次　2023年8月第1版　2024年1月第2次印刷
开　　本　787 × 1092　1/32
字　　数　190 千
印　　张　10
书　　号　ISBN 978-7-5235-0319-5
定　　价　62.00元

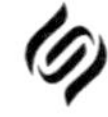

《减肥不转弯》编委会

推荐语

肥胖已成为我国严重的公众健康问题，每个人都应该了解肥胖对身体的影响和危害，从而重视对体重的管理。本书作者孟化教授，作为减重领域的权威专家，较先在国内开展腹腔镜下难治性肥胖及代谢病手术，其独创的对称三孔胃旁路术、对称三孔袖状胃切除术，已为近万名患者解除了肥胖问题，缓解了糖尿病病痛，赢得了患者的认可和广泛赞誉。孟化教授带领的中日友好医院代谢减重中心，作为多学科医疗及健康管理团队，一直致力于为肥胖及糖尿病患者提供“一站式，全方位，多对一”的减重健康管理，积累了丰富的经验。

本书将内分泌、心理学、营养学、运动康复等多个领域的医疗与健康管理经验汇聚介绍，包括最基础的生活方式干预、适宜药物干预以及手术治疗等，让减重“不打无准备之仗”，让减重人士都能找到适合自己的方法。

王辰

呼吸病学与危重症医学专家

中国工程院院士

中国医学科学院院长、北京协和医学院校长

人民健康是民族昌盛和国家富强的重要标志。健康中国战略作为党和国家的一项重大决策部署，强调预防为主，倡导健康文明的生活方式。研究表明，近年来肥胖发病率快速增加，我国成为全球超重和肥胖人数偏多的国家之一。肥胖已成为健康中国建设的重要挑战，普及体重管理和减肥知识迫在眉睫。在此背景下，孟化教授《减肥不转弯》一书的出现无疑令人眼前一亮。全书布局严谨，从肥胖基础知识、科学减肥，到全生命周期健康管理，三部分层层递进，环环相扣，对普及体重管理知识、倡导健康文明的生活方式具有重要价值，不失为体重超重人士的科学行动指南和健康爱好者的通俗健康手册。

季加孚

肿瘤专家

北京大学肿瘤医院院长、北京大学临床肿瘤学院院长

若不是因为制作《向肥胖宣战》《别做“小糖人”》《我用生命作证》等央视节目和写作，我问不出“胖就是病？”也得不到孟化主任专业且笃定的回答——“对，胖就是病。胖是万病之源！”这并非危言耸听，而是对当下“胖并快乐着”的国人一声真挚的忠告！

《减肥不转弯》，作者亦医亦友，跟读者聊到了“什么是胖？”“胖的危害”“怎么能不胖？”更把高深的医学道理与现实的吃喝生活通俗地融为一本健康指南，难能可贵，不可多得。

长江

中央广播电视总台央视记者

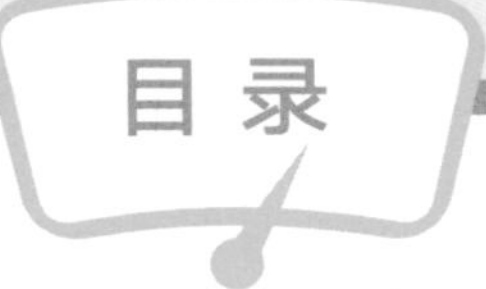

Part 1 胖人和瘦人相差在哪儿

Part 1

胖人和瘦人相差在哪儿

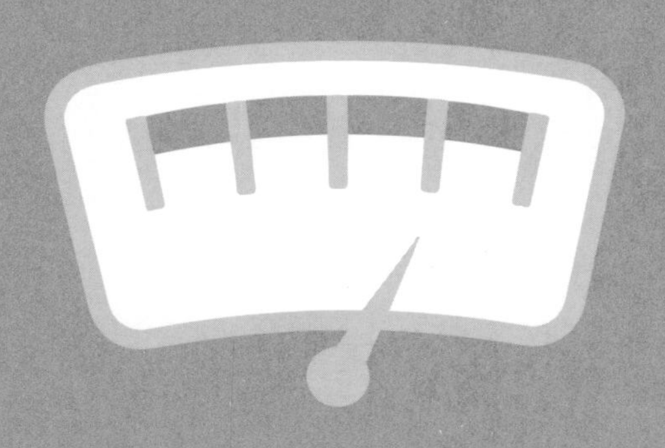

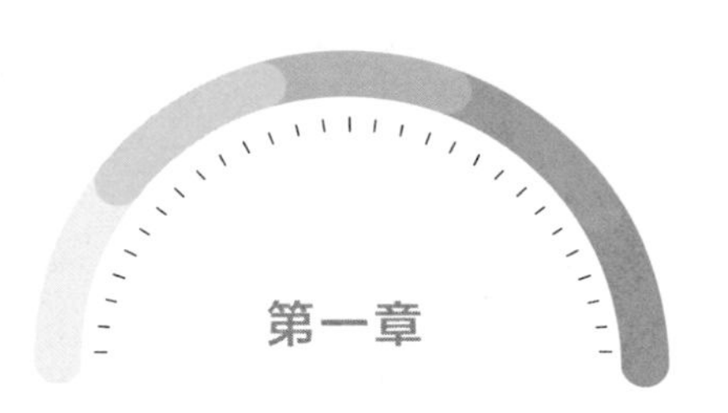

你一定要知道的肥胖征兆

这些信号说明你在悄悄变胖

肥胖是困扰大多数人的问题，出现以下情况，可要小心警惕，提示着肥胖正在悄悄找上门。

情况一：过度劳累

精神压力和身体疲劳都会引起身体激素水平变化，如皮质醇让机体在保持警觉和高速运转的同时，又悄悄地把脂肪囤积于腰腹部和内脏周围。饥饿素让人们进餐后拥有短暂的快乐。过于忙碌时，精心地料理饮食成为奢望，加工食品和外卖成了最省事省力的选择，长期摄入高能量的食物也是造成体重增长的重要原因。所以在过劳时一定要合理地调节状态，避免“过劳肥”带来的危害。

情况二：熬夜

不论是压力导致的失眠，还是休息不足，都会导致皮质醇水平增高。相较于睡眠充足的人，睡眠不足的人食欲更加旺盛，而且特别偏好重口味、高糖高脂的食物，每天会不自觉地多摄入 400 千卡的能量，相当于减肥期女士的一顿正餐。

情况三：突然的休假

据报道，近两年，全球有 30% 的人有不同程度的增重现象。很多来门诊就诊的患者表示，身上有几十斤重量都是近两年积累出来的。长时间线上工作或学习、久坐、屏幕使用时间延长、暂别户外运动、空闲时间大量增加等因素，无疑减少了体力活动的消耗。世界卫生组织（WHO）最新发布的健康指南指出，所有成年人每周要运动至少 150 分钟。因此，无论是突然变懒，还是运动减少，都要小心因为能量消耗的减少而悄悄变胖的现象。

情况四：零食不断

随着生活水平的提升，零食的种类层出不穷，花样多，还越来越美味，并非所有人都能拒绝零食的诱惑。减肥门诊中不少人都会抱怨自己“吃得很少，还长肉”。实际上，这种情况几经剖析，普遍都是正餐吃很少，零食和饮料一点都不少。很多人小看了零食、饮料的能量威力。一杯奶茶、几块糕点或饼干、几把坚果的小加餐，看似优雅，热量低，却与一顿正餐的热卡相差无几，更会让你挥汗如雨的辛苦运动付之东流。

情况五：口味加重

吃得咸也长胖？答案是肯定的。国内外多项研究证明，高钠饮食与肥胖，特别是中心性肥胖存在相关性。虽然盐不含脂肪、碳水，并不提供能量，但是高盐意味着重口味，滋味浓郁的食物自然会激发人们的食欲。试想，市场上的“下饭菜”“下饭酱”哪一种不是通过重口味来让食物变得更香。而高盐分也会造成水在身体内的潴留，也就是我们常说的水肿。

情况六：排便不畅

影响大便最主要的饮食原因是膳食纤维和水分。成年人每天需要 25 克以上的膳食纤维，如果摄入不足，食物残渣减少，大便自然很难形成。而富含膳食纤维的蔬菜也是低能量密度的代表，换句话说，就是蔬菜即便吃得很多，其能量也是相对较低的，再加上其充沛的水分和丰富的膳食纤维，都可以填充肠胃，增加饱腹感，延长消化时间，从而控制食欲。因此当蔬菜吃得少，不少人可能无意识地摄入了其他高能量食物，因此造成体重增加是必然的。

外形瘦，是真的瘦吗

作为减肥中心的医生，我在门诊时经常会见到两类人：一类体重正常，围度适宜，却一门心思要减肥；另一类则是体重超标却不自知。

我真的胖吗？这个直击灵魂的考问难倒了不少人。对于胖与瘦的界限，坊间也有不少"标准"，对明显的肥胖我们比较容易判断，越是接近正常，越难明确胖与瘦的界限。

对体重的合理认知，是体重管理的重要一环，是首先要明确的。只有合理地设定体重目标，才能科学地将体重管理好。衡量是否肥胖，有以下几种方法：

方法一：体质指数（BMI）

BMI 判断法简单易行，自己就可以判断，因此成为目前应用最广泛的方法。

首先需要了解体重（单位：千克）、身高（单位：米），然后将数值套进计算公式：BMI=体重 ÷ 身高^2。

比如：小美体重66千克，身高1.63米，BMI=66÷1.63^2=24.8（千克/平方米）。

WHO将成人BMI主要分成正常、超重、肥胖三个等级。当BMI超出正常范围，糖尿病、高血压、冠心病等慢性疾病的风险均会相应增加。当然BMI指数也不是越低越好，当低于18.5的正常下限时，会有骨密度降低、女性闭经及不孕等风险。

亚洲人群体脂含量相对较高，在体重较轻时就有可能增加糖尿病等肥胖相关疾病，因此我国的BMI指数标准会比WHO的标准更为严格（表1–1）。

表1–1　成人BMI标准

分类	我国标准（千克/平方米）	WHO标准（千克/平方米）
体重过低	BMI < 18.5	BMI < 18.5
正常	18.5 ≤ BMI < 24	18.5 ≤ BMI < 25
超重	24 ≤ BMI < 28	25 ≤ BMI < 30
肥胖	BMI ≥ 28	BMI ≥ 30

按照上表，前文提到的小美 BMI=24.8，按 WHO 的体质指数标准，体重属于正常范围，但按我国标准则需要减肥。

虽然 BMI 测量方法便利、安全，但是不够全面，容易低估肥胖的状况，因此还需要结合其他测量方法进行综合评估。

方法二：腰围及腰臀比

脂肪位置的分布和健康关系密切，在预判肥胖与糖尿病及心脑血管风险时，体内脂肪的位置是一个更为敏感的预测因子，脂肪长的位置对身体的影响大不大，我们自己用一卷皮尺就可以粗略估算。

腰围：腰围与腹部脂肪以及内脏脂肪密切相关。测量腰围时，双脚自然站立，找到肋骨最下端和胯骨最上端的点，两点间中点水平一周就是腰围最标准的测量方法。为了方便找到适宜的位置，也可以选择肚脐上 1 厘米的水平周长。测量时使用没有弹性的卷尺在呼气末进行时测量，可重复 2 ～ 3 次，以保持准确。

如果男性腰围≥ 90 厘米，女性腰围≥ 85 厘米，就说明已进入腹型肥胖行列。

腰臀比：腰围和臀围的比值，是衡量内脏脂肪指标的一个较好的方法，可以更客观地衡量是否属于中心性肥胖。

臀围为股骨大转子水平的最大周长，测量时受试者需双脚并拢。

当男性的腰臀比在 0.9 以上、女性在 0.8 以上，可判断为中心性肥胖，也被形象地称为“苹果形身材”。此种身材会增加心血管疾病，以及各种慢性疾病的风险，男性及绝经后的女性，脂肪更容易分布于腹部，苹果形身材更为常见，年轻的女性则多为“梨形身材”，也就是脂肪分布于臀部及大腿。

临床上，我们还会借助人体体成分分析来指导医学减肥。总之，体重并非判断是否肥胖的唯一指标！

肥胖的原因众多，遗传很可能是罪魁祸首

全世界超重和肥胖的人数正以前所未有的速度急剧增加。如果按照目前趋势继续增长，到 2030 年，绝对数字可能会上升到 21.6 亿超重者和 11.2 亿肥胖者，分别占世界成年人口的 38% 和 20%。

从国内外现有的各项研究看，肥胖具有很强的家族聚集性和代际传递性。一项纳入各国父母体重与子代体重研究的荟萃分析显示，父母与孩子之间有强烈的肥胖关联，父母之间的基因合并后，孩子的肥胖风险是父母的 2 倍。国外的一项研究表明，从母亲怀孕前到 16 年后随访，父母均超重或肥胖的孩子，在 16 岁时超重的风险增加 4 ～ 13 倍。

密歇根大学的马修（Matthew）教授在《美国家庭医学委员会杂志》上发表了一项祖父母体重与后代体重的研究。研究

表明，当父母体重正常时，如果祖父母肥胖，那么儿童超重的患病率为17.4%，高于父母及祖父母体重均正常的儿童超重率（7.9%）。相比较父亲，母亲的BMI遗传力估计值更高，这表明母体子宫内的环境可能对后代肥胖的遗传易感性产生影响。怀孕期间，母亲体重增加可能与遗传因素相互作用，使后代在成年后更容易患上肥胖症。此外，肥胖的遗传力也会随着肥胖的严重程度而增加。

最近，美国弗明汉心血管病研究的一份报告，阐述了BMI的遗传力如何受到历史时期、生命历程和体力活动的影响。报告显示：与1980年、1990年、2000年相比，1985年到1989年，BMI的遗传力估计值要大得多；对整个历史时期的育龄期进行观察，发现这段时期遗传的影响最大，但在整个生命周期，BMI的遗传影响似乎在减少；BMI的遗传力在21～50岁的个体中要小得多。

肥胖是遗传和环境因素共同作用的结果。在过去的20年，研究者已经采用了许多策略识别肥胖的遗传决定因素。自2005年以来，新的全基因组关联研究（GWAS）方法在我们对常见肥胖的遗传决定因素的理解方面，取得了突破性进展。近50个位点已被确定，并在国家人类基因组研究所目录中集体报告。在GWAS研究结果中，第一个发现的肥胖易感位点是FTO基因，它对肥胖风险的影响是迄今为止最大的。FTO每个等位基因额外的风险，被证明与体重增加1～1.5千克和肥胖风险增加 20% ～ 30% 相关。

尽管如此，所有肥胖相关变异的综合效应非常温和，并且解释了不到 2% 的 BMI 遗传力。其中环境的因素非常重要。营养过剩和体力活动减少是肥胖的两个常见因素，但其他因素，如肠道菌群多样性减少、睡眠不足、内分泌干扰物、环境温度变化减少等，已成为肥胖患病率上升的重要因素。如果肥胖是一种需要环境影响才能表现出来的多因素疾病，那么在容易发生肥胖的环境中，一些人比其他人更容易增加体重，而在个体水平上，谁变得肥胖很大程度上取决于遗传因素。

环境因素会影响肥胖易感性的程度。据报道，与其他欧洲国家相比，在希腊，60% ～ 100% 的 MC4R 基因杂合突变在肥胖的外显率表现方面异常低（6.3%）。这种“希腊悖论”的一个解释是与地中海饮食有关。对高加索人和拉丁美洲人的研究表明，高能量、高脂肪或高饱和脂肪摄入可以放大 FTO 基因型对儿童、青少年和成人肥胖的影响。美国哈佛大学公共卫生学院的祁禄（Lu Qi）教授及其团队在 2014 年 3 月 19 日的电子版《英国医学杂志》上发表了一项探讨遗传易感性与油炸食品摄入之间相关作用对 BMI 和肥胖的影响的研究。该研究显示，肥胖的遗传相关性可随着油炸食品摄入增加而加强，油炸食品摄入可与肥胖相关遗传背景相互作用，在肥胖遗传易感性个体中减少油炸食品摄入尤为重要。

所以，对于有肥胖家族史的人群来说，既要重视它，又不必过分恐惧它，因为生活方式会影响肥胖易感基因的变异。如果保持健康的生活方式，大概率不会变得肥胖。长期保持健康的生活方式需要一定毅力，如果有肥胖家族史，则更要坚持，这样体重才能由自己做主！

男性比女性更容易瘦吗

性别不同，形成肥胖的具体因素会有差异，而在减肥的过程中，减肥效果和速度也有差异。有关人员从减肥术后50周之内的数据统计中发现，男性整体减肥成绩优于女性，其中与身体成分、生理特性及生活习惯都有相关性。

肥胖的形成与能量摄入和能量消耗的正负平衡有关。能量消耗高于摄入时可以减肥。而能量消耗与人体的基础代谢、体力活动和食物热效应有关。

最首要的是基础代谢。基础代谢占人体总能量消耗的65%～70%，其中身高、体重、体表面积及肌肉量，都是主要因素。男性在基础代谢方面高于女性，女性肌肉量少，脂肪量多，身高和体表面积整体上低于男性，基础代谢相对低，能量消耗也就低于男性。

食物热效应是人体在进食过程中，营养物质的消化、吸收、代谢和转化需要消耗的额外能量，占到总能量消耗的10%，其中蛋白质类热效应最高，为30%。一项对北京市城区肥胖者的调查结果显示，被研究者中，男性肥胖者喜欢肉类食物比例高，达90.5%；女性肥胖者喜欢素菜的比例达89.5%。所以在食物热效应方面，男性能量消耗整体上也会大于女性。在专业的减肥指导中，会要求减肥者选择低脂瘦肉作为蛋白质的部分来源。

体力活动占到总能量消耗的15%～30%。相对女性来说，男性整体活动量更大，并且更关注肌肉耐力运动，在此方面较女性也更显优势。

女性形成肥胖除与生活行为习惯有密切关系，经历过孕期和哺乳期的女性，如果没有做合理的体重管理，大多会有产后体重滞留，甚至会延续到中老年的情况。另外，进入绝经期，雌激素的变化也会增加女性的肥胖风险，同样也会影响减肥的进程。女性在经期也会有减肥停滞或反弹波动的情况。

男性大多属于中心性肥胖，带给身体的危害更大，除了关注体重变化，更要多关注内脏脂肪、腰围和腰臀比的变化，这些指标的改善对健康更有意义。

虽然在减肥进程中男女略有差异，但只要遵循科学减肥，在专业人员的指导下，食物结构合理化，摄入充足的优质蛋白，运动足量达标，并且能有氧运动结合肌肉抗阻运动，尽量保留和增加瘦体重，保证基础代谢不降或有所提高，就会实现安全健康的减肥。

测试：你能瘦下来吗

请回答以下问题：

问题 1：早餐你会怎么选择？

A. 基本不吃早餐，或偶尔吃

B. 每天都吃早餐，油条、肉包子、炒肝、汉堡换着来

C. 每天都吃早餐，鸡蛋、牛奶、主食、蔬菜，至少吃够 3 类

问题 2：每天能喝多少水？

A. 不渴不喝，没有定量

B. 不爱喝水，饮料来凑

C. 定量饮用白水或淡茶，每天 8 杯水

问题 3：自己做饭吗？

A. 几乎全部在外就餐

B. 每天有 1 ～ 2 餐在外就餐

C. 饮食都是自家制作

问题：三餐定时吗？

A. 不规律，错过就不吃了

B. 不规律，错过用零食代替

C. 三餐定时

问题 5：吃肉会让人长胖吗？

A. 是的，所以减肥期间尽量素食

B. 猪、牛、羊肉等红肉会让人长胖，减肥要尽量避免

C. 肥肉才会让人长胖，瘦肉需要适量吃

问题 6：下午饿了会吃些什么？

A. 奶茶、咖啡等甜饮料

B. 蛋糕、巧克力等甜食

C. 坚果、水果、酸奶

问题 7：减肥期间晚餐应该怎么吃？

A. 能省则省、过午不食

B. 水果、煮菜代替晚餐

C. 蔬菜、瘦肉、粗杂粮一个都不少

问题 8：减肥期间吃到几成饱？

A. 能少吃就少吃，这样减得快

B. 吃饱才有力气减肥

C. 吃到八成饱

正确答案：C 选项都是最佳答案

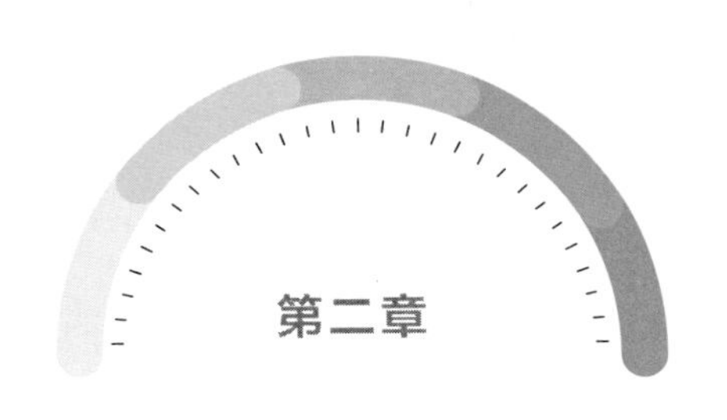

第二章

肥胖是各类疾病的“始作俑者”

肥胖人群患心脏病的风险更高吗

根据世界卫生组织的数据，美国每四个人中就有一个人死于心脏病，而肥胖是其主要原因，三分之二以上的肥胖者死于心血管疾病。

肥胖会产生多种血流动力学变化，这些变化导致心脏形态发生变化，进而引起左心室和右心室功能障碍。与肥胖相关的各种神经激素和代谢改变，也可能导致心脏结构和功能异常。肥胖还会引发炎症、损害心血管系统。这种隐蔽的炎症和它释放的炎症因子，会增加动脉粥样硬化的风险，并增加动脉壁上斑块的积聚。这就是导致动脉粥样硬化性心脏病发作的主要原因。

在严重的肥胖患者中，心血管血流动力学、心脏形态和心室功能变化可能导致心力衰竭。在血压正常的肥胖患者中，心脏受累的常见特征是心输出量升高、外周血管阻力降低和左心室舒张末期压力升高。睡眠呼吸暂停可能导致肺动脉高压，这与左心衰竭相关，有可能导致右心压力升高。这些改变与各种神经激素和代谢异常相关。

人的身体越重，心脏的负荷就越大，所以，肥胖者患心脏病的概率比一般人高。当脂肪沉淀于心肌中或心内膜下时，会形成脂肪心而使心功能紊乱。过多的脂肪堆积于动脉管壁上，会使血管管腔狭窄，进而造成血管硬化、血管闭塞，导致脑卒中或急性心血管疾病。

2021 年发表在《欧洲心脏杂志》上的研究表明，BMI 每增加 5 千克 / 平方米，脑血管疾病风险增加 10%。研究人员对超过 2.2 万名患者在首次心脏病发作后进行追踪，并研究了腹部肥胖（以腰围衡量）与心血管疾病复发之间的关系，发现大多数患者（男性为 78%，女性为 90%）存在腹部肥胖，所以肥胖的人易受到心脏病的“偏爱”。

据美国心脏协会研究表明，肥胖会增加患心房颤动的风险。心房颤动是一种快速的不规则心跳（心律失常），会促进血栓形成，导致脑卒中、心力衰竭或其他心脏相关并发症。此外，肥胖会导致心脏增大，这可能是由高血压未经治疗造成的。这些多余的重量迫使你的心脏更加努力地工作。“当瘦了 5% 的体重后，我们就会看到血压、血糖、胆固醇水平和炎症因子的改善。”所有这些改变都对心脏有益。事实上，人的一生中，心脏大约跳 25 亿～ 30 亿次。所以控制体重，改掉坏习惯，好好守护心脏这个功臣吧！

糖尿病与肥胖究竟有何关联

糖尿病是指胰岛素分泌功能相对或绝对受损，以高血糖为特征的碳水化合物代谢异常疾病，伴有不同程度的外周胰岛素抵抗。糖尿病根据病因和临床表现分为以下几种：

2 型糖尿病

2 型糖尿病是最常见的成人糖尿病，90% 以上的成人糖尿病为 2 型糖尿病。其病因是在胰岛素抵抗的前提下，往往存在因 β 细胞胰岛素分泌逐渐减少导致的高血糖，从而引起胰岛素相对缺乏的问题。大多数 2 型糖尿病无明显的糖尿病“三多一少”典型症状，即多饮、多尿、多食、体重减轻，多在健康体检或因其他疾病行常规实验室检查中发现高血糖，通过进一步完善糖化血红蛋白、糖耐量检查等确诊。因此，目前较少患者因典型的三多一少症状就诊，往往在发现血糖水平升高后，仔细回顾病史才会注意到已经存在多尿、烦渴、夜尿增多、体重减轻等表现。血糖水平显著升高至＞ 10 毫摩尔 / 升（mmol/L）超过了肾糖阈，会导致尿中的葡萄糖排泄增加，出现尿糖。尿糖排泄增加进一步引起渗透性利尿，出现多尿，排尿量增加引发低血容量，出现烦渴症状。

2 型糖尿病患者两类常见的严重急性并发症需要引起注意。一种是高渗性高血糖状态，即“糖尿病高渗性非酮症酸中毒”，其特征为显著高血糖、严重脱水和意识障碍。另一种是糖尿病酮症酸中毒（DKA）。DKA 多在 2 型糖尿病感染、用药或饮食不当及其他急性疾病期间被诱发，以高血糖、酮症、酸中毒为主要表现，发病原因是胰岛素不足和拮抗胰岛素激素过多。

根据中华医学会糖尿病分会《中国 2 型糖尿病防治指南（2020 年）》，空腹血糖、随机血糖或口服葡萄糖耐量试验（OGTT）2h 血糖是诊断糖尿病的主要依据，有糖尿病典型症状的基础上，加上随机血糖≥ 11.1mmol/L，或加上空腹血糖≥ 7.0mmol/L，或加上 OGTT 2h 血糖≥ 11.1mmol/L，或加上糖化血红蛋白≥ 11.1mmol/L。没有糖尿病典型临床症状时必须重复检测以确认诊断。

1 型糖尿病

1 型糖尿病的特征为胰岛 β 细胞受到自身免疫性破坏，导致胰岛素绝对缺乏。5%～10%的成人糖尿病患者为1型糖尿病。

约25%新近诊断的1型糖尿病成人患者首发表现为DKA。与儿童患者相比，1型糖尿病成人的胰岛素分泌能力丢失速度通常慢一些，因此，往往在发病更长时间后才能确诊，高血糖症状（多尿、烦渴和乏力）的持续时间也可能更长。2%～12%的1型糖尿病成人的临床表现类似于2型糖尿病，即起病时年龄较大，最初并不依赖胰岛素，但在病程较后期会出现自身免疫介导的胰岛素缺乏，有时称为成人晚发自身免疫性糖尿病（LADA）。

诊断标准可将空腹血糖（FPG）、75克OGTT中的2h血糖水平或糖化血红蛋白（HbA1c）测定作为诊断性检测。以下定义与美国糖尿病协会（ADA）的诊断标准（见表2-1和表2-2）相符。

症状性高血糖

若患者有高血糖的典型症状（口渴、多尿、体重减轻和视物模糊），且随机血糖≥11.1mmol/L，则易于确诊糖尿病。对于有症状的糖尿病患者，满足以下任一标准即可确诊为糖尿病。无症状性高血糖——对于无症状个体，必须在次日重复相同的检查以确诊糖尿病。然而，如果进行了两种不同的检查（如空腹血糖和HbA1c），且都符合糖尿病的诊断，则不需要其他检查。若两种不同检查的结果不一致，则应根据患者的危险因素等进行综合评估以确诊。

表 2-1　ADA 糖尿病诊断标准

诊断标准	静脉血浆葡萄糖或 HbA1c 水平
典型糖尿病症状	
加上随机血糖	≥ 11.1 mmol/L
或加上空腹血糖	≥ 7.0 mmol/L
或加上 OGTT 2h 血糖	≥ 11.1 mmol/L
或加上 HbA1c	≥ 6.5%
无糖尿病典型症状者，需改日复查确认	

注：OGTT 为口服葡萄糖耐量试验；HbA1c 为糖化血红蛋白。典型糖尿病症状包括烦渴多饮、多尿、多食、不明原因体重下降；随机血糖指不考虑上次用餐时间，一天中任意时间的血糖，不能用来诊断空腹血糖受损或糖耐量减低；空腹状态指至少 8h 没有进食热量。

糖尿病前期

用于筛查和诊断糖尿病的检测也可用于识别糖尿病前期个体，即随后发生糖尿病风险较高者。糖尿病前期的标准见表 2–2。

表 2-2　ADA 糖尿病前期诊断标准

空腹血糖	5.6 ～ 6.9mmol/L
OGTT 2h 血糖	6.1 ～ 11.1mmol/L
HbA1c	5.7% ～ 6.4%

如果诊断性试验的结果符合糖尿病前期，应每年复查 1 次。

肥胖与胃食管反流也有关系吗

饭后或夜间，一股酸味从喉咙涌出来，很多人都觉得很难受，但也有不少人以为是一种正常的生理现象。其实这极有可能是一种常见的消化性疾病——胃食管反流病。

研究表明，肥胖的人群，尤其是腹型肥胖者，胃食管反流病的发病率更高，其原因主要是肥胖患者的腹腔压力更大，引起食物反流至食管。体重越高，越容易发生胃灼热、泛酸症状。

食管是食物到达胃内的唯一通道，正常情况下，食物不会反流。我们的食管下端有食管下括约肌，控制食物的进出。在食管和胃的连接处，有一个“单向阀门”，叫贲门，犹如一道安全闸，防止食物和胃酸逆流而上损伤食管。然而，当“闸门”松弛了，胃内压力升高时，就会将胃、十二指肠内容物挤压到食管，出现一系列反流症状，时间长了，还可能诱发食管癌。

胃食管反流发生机制如图 2-1 所示。

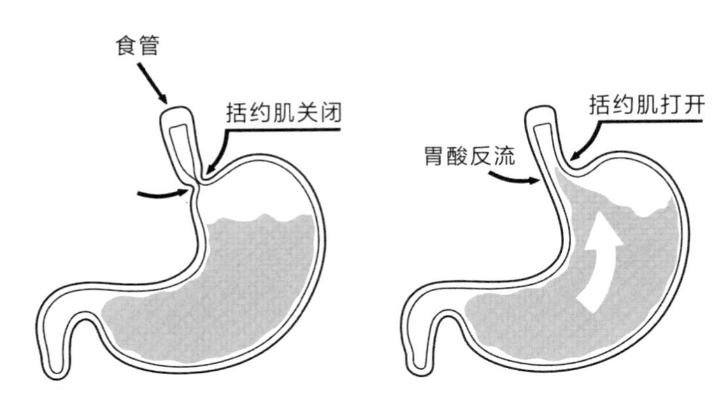

图 2-1　胃食管反流发生机制示意图

引起胃食管反流的原因有：过多食用甜食、浓茶、咖啡、烈酒等食物；胃内压力太大及腹压增高；服用某些引起食管下段括约肌松弛的药物，如钙通道阻滞剂、硝酸甘油等。此外，吸烟、酗酒可能减弱食管下段括约肌的防御功能，造成胃食管反流。

胃食管反流有哪些危害？

胃食管反流除了泛酸、胃灼热、腹胀等消化道症状，也会出现胸痛、吞咽困难、胸骨后异物感，或食管外的一些症状，如咽喉炎、慢性咳嗽和中耳炎等；还有其他并发症，如长期口腔溃疡、支气管炎、打鼾、牙病，甚至引发哮喘。

胃镜（内镜）检查是诊断胃食管反流最常用、相对准确的方法，并能判断胃食管反流的严重程度和有无并发症。同时可进行24小时食管pH测定，方法是将极细的pH探头经鼻插入食管下段，记录24小时内食管腔内的酸度变化，能详细显示胃酸反流、昼夜胃酸反流规律，并分析出pH值改变与症状之间的关联度，诊断更加可靠。

饭后一个动作自测是否反流：吃完饭坐在沙发上，弯腰抱着腿坚持10秒钟，如果出现泛酸、胃灼热、胸口火辣辣的疼痛、咳嗽等症状，则有可能是胃食管反流。

远离肥胖也就远离了慢性肾脏病

肥胖也是导致慢性肾脏病的主要危险因素，而且肥胖相关性肾病的发病率呈现逐年升高的趋势。流行病学调查发现，肥胖人群出现新发肾病的比例以及发生尿毒症的比例，比一般人群高，尿毒症的发生率也会随着 BMI 的增加而逐步增加。在 BMI 正常的人群中，尿毒症患者数为 10/10 万；在 BMI ＞ 40 千克 / 平方米的人群中，患者数则达 108/10 万。即使已经开始透析的肥胖患者，其残余肾功能丧失的速度，也比正常体形者更快。

研究还显示，肥胖人群发生急性肾损伤的比例也比一般人群高。而有过急性肾损伤经历的患者，以后出现慢性肾衰竭的机会也是增加的。肥胖会大大增加肾病患者心脑血管疾病的发生率，继而影响其生存率和生活质量。

大部分肥胖相关性肾病呈“无症状性”，常通过体检被发现。病初仅有微量白蛋白尿，后逐渐加重，出现大量蛋白尿；晚期也可能出现肾小球滤过率下降，进展至尿毒症的速度相对比较缓慢。

肾穿刺活检可以确诊，表现为肾小球肥大伴或不伴局灶节段性肾小球硬化病变。鉴于肥胖相关肾病的隐匿性，建议肥胖患者定期检查尿常规、尿微量白蛋白。

那么，肥胖为什么会引起慢性肾脏病？

首先，肥胖患者存在严重的胰岛素抵抗，胰岛素抵抗会导致肾小球高压力、高灌注、高滤过，即肾小球的“三高”现象，从而导致肾小球结构改变，最终导致肾损伤、肾衰竭。

其次，肥胖患者的脂肪细胞会分泌许多脂肪细胞因子、血管内皮生长因子和许多炎症因子，使肾小球毛细血管增生，肾小球细胞肥大，血管外膜细胞转化为脂肪细胞，肾脏纤维化，引起蛋白尿和肾衰竭。

另外，肥胖患者常伴有血脂异常和阻塞性睡眠呼吸暂停低通气综合征（OSAS），它们在肥胖相关性肾病的发生发展中也起到了一定作用。对于腹型肥胖患者，包膜内脂肪紧紧包裹住肾脏，对肾脏施加了强有力的机械压力，进一步加重了肾脏的损伤。

不过肥胖和肥胖相关性肾病在很大程度上是可以预防和治疗的，通过加强宣传，有助于提高全社会对这一问题的认识，倡导健康的生活方式，更加有效地预防和治疗肥胖，从而有效预防肾病的发生。

肥胖会影响哪些器官

曾经有一位年轻的患者在家中因重度肥胖、睡眠呼吸暂停、高血压，继发脑出血，虽送至医院积极抢救，但最终不幸去世，年仅 28 岁，体重 160 千克。在惋惜的同时，我们也意识到肥胖是可以危及生命的。

美国《医药日报》曾指出“肥胖最伤害五大人体器官”。

心脏：正常人的心脏非常紧实、有力，肥胖人群的心脏往往会增大且肥厚，重量上也要远远超过正常人。心脏原本通过血液输送给全身氧气和养分，如果心脏过于肥厚，心脏泵血效率就会降低。同时，肥胖还会使过多的脂质沉积在血管壁，发生血管病变，进而增加高血压、冠心病、脑卒中、心力衰竭等心脑血管疾病的发生风险。

肝脏：肝脏是人体负责脂肪代谢的主要场所，如果体内脂肪含量过多，多余的脂肪将堆积在肝脏，形成脂肪肝。这也是肥胖人群的肝脏明显大于体重正常人的原因。

肾脏：肾脏是人体重要的排毒器官，健康的肾脏脂肪含量非常少，但如果是肥胖人群，肾脏脂肪会明显高于体重正常的人，严重影响其工作效率，导致“净化”血液的能力减弱，最终因长期负担过重而造成肾功能衰竭。

肺脏：过多的脂肪沉积到肺部会影响肺功能，使慢性阻塞性肺疾病和睡眠呼吸暂停综合征等疾病风险明显增高。

结肠：研究发现，肥胖人群罹患结肠癌的概率要比正常人高出 5 ～ 10 倍。如果你的体重已经超标，一定要定期观察排便的变化，出现长时间大便变细、变稀、腹痛等症状时，要及时就医。

与欧美国家相比，中国人的肥胖主要是中心性的苹果形肥胖，脂肪堆积在腰部，内脏周围脂肪多，更容易患各种慢性病。而西方人的肥胖多为梨形肥胖，脂肪主要堆积在大腿和臀部，患慢性疾病概率低。苹果形肥胖与梨形肥胖如图 2-2 所示。

为了降低器官衰竭的风险，我们应该消除肥胖这个源头，加入减肥行列，过健康的生活！

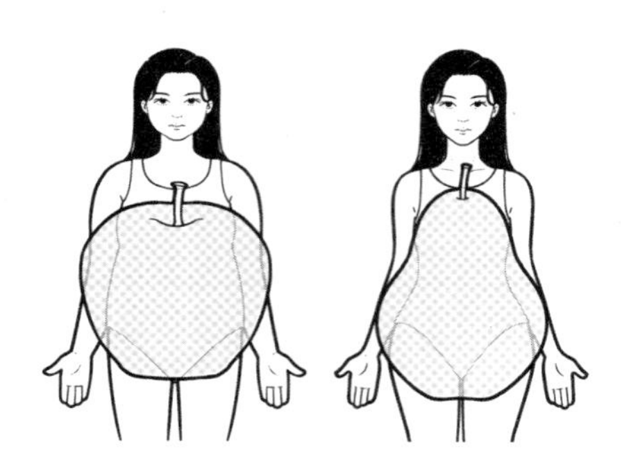

图 2-2　苹果形肥胖和梨形肥胖

我们要从以下几方面注意：

均衡饮食：控制碳水化合物和脂肪的摄入，少吃精米精面和甜食，多吃粗粮、蔬菜、瓜果、豆类等，增加优质蛋白质，如鱼肉、鸡肉、蛋奶、豆制品等。

坚持运动：常见的有氧运动按照热量消耗排序可列为长跑、跳绳、骑自行车、慢跑、打篮球、打乒乓球、游泳、散步；快步走、游泳、跳舞和骑自行车不仅能有效改善心肺功能，还能降低血压、调节血脂、控制血糖，特别适合中老年人。每次有氧运动不应少于 30 分钟，每周进行 3 ～ 5 次；对于体重过高的肥胖者，一次持续运动不要超过 1 小时。为了减轻膝关节负担，运动也可以选坐位和卧位肢体运动。

保证充足的睡眠：美国专家发现，每天只睡 5 小时的女性更爱“长肉”，发福概率比每天睡 7 小时者高出三分之一。还要保持乐观积极的心态，防止出现情绪性暴饮暴食。

肥胖与高血脂会引发哪些问题

提起高血脂，大部分人都认为高血脂肯定只有老年人或者肥胖的人才会有！

其实不然。体形胖的人，机体对游离脂肪酸利用较少，以致脂肪合成较多，确实易发生高血脂。不过，影响人体血脂水平的因素有很多，包括性别、年龄、遗传、精神状态以及多种疾病，不能单纯以胖瘦来判断血脂水平的高低。比如，体形苗条的人，长期高糖、高脂不健康饮食，也可能造成血脂异常。同样，高血脂也不是老年人的专属，《中国血脂管理指南（2023年）》指出：每10个成年人里就有4个人血脂异常。

血脂高有以下危害：

血液：增加血液黏稠度、减慢血流速度。

心脏：增加患冠状动脉粥样硬化性心脏病的风险，引发心绞痛、急性心肌梗死、心力衰竭、心律失常等。

脑：脑梗死、脑出血。

肾脏：肾功能不全、肾功能衰竭等。

肝脏：脂肪肝、肝硬化。

什么是血脂呢？血脂是血浆中的胆固醇、甘油三酯和类脂（如磷脂）等的总称。

血脂不溶于水，必须与特殊的蛋白质即载脂蛋白结合形成脂蛋白才能溶于血液，被运输到组织进行代谢。常为人们所熟知的是一般健康体检血脂四项：

总胆固醇（TC）：血液中各种脂蛋白所含胆固醇的总和。

甘油三酯（TG）：TG 轻至中度升高，患冠心病的危险性增加；当 TG 明显升高时，可诱发急性胰腺炎。

高密度脂蛋白胆固醇（HDL–C）："保护血管的清洁工"，能将周围组织（包括动脉壁内）的胆固醇转运到肝脏进行代谢分解，减少胆固醇在血管壁的沉积，起到抗动脉粥样硬化的作用。

低密度脂蛋白胆固醇（LDL–C）：负责将胆固醇转运到肝外组织细胞，满足外周组织对胆固醇的需要，是导致动脉粥样硬化发生发展的最主要的危险因素。

高密度脂蛋白胆固醇与低密度脂蛋白胆固醇的作用如图 2–3 所示。

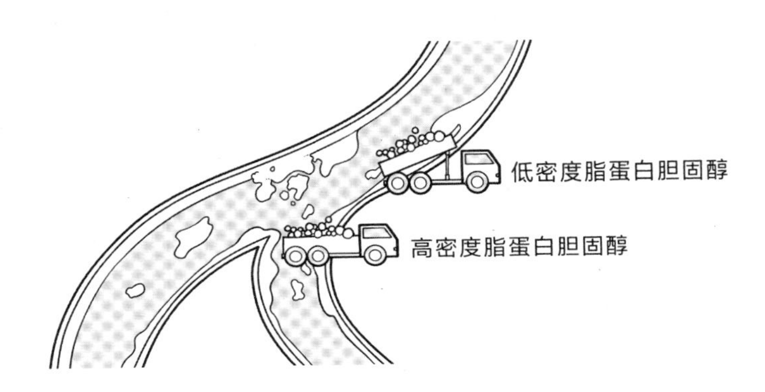

图 2-3 高密度脂蛋白胆固醇、低密度脂蛋白胆固醇

那么，高血脂又是怎么回事？我们平时说的高血脂，又叫高脂血症。

可以是某种或多种血脂成分的升高，例如高胆固醇血症、高甘油三酯血症、混合性高脂血症（以上两者皆有）、高低密度脂蛋白血症；也可以是某种成分的降低，例如低高密度脂蛋白血症。

一般来说，医生更关注低密度脂蛋白胆固醇的水平，因为这个指标和心肌梗死、脑梗死等心脑血管事件的关系更为密切，我们也有明确的手段可以控制血脂的水平。

中国 ASCVD 一级预防人群血脂合适水平和异常分层标准见表 2-3。

表 2-3 中国 ASCVD 一级预防人群血脂合适水平和异常分层标准 [mmol/L(mg/dl)]

分层	TC	LDL-C	HDL-C	非-HDL-C	TG
理想水平		<2.6(100)		<3.4(130)	
合适水平	< 5.2(200)	<3.4(130)		<4.1(160)	<1.7(150)
边缘升高	≥ 5.2(200) 且 <6.2(240)	≥ 3.4(130) 且 <4.1(160)		≥ 4.1(160) 且 <4.9(190)	≥ 1.7(150) 且 <2.3(200)
升高	≥ 6.2(240)	≥ 4.1(160)		≥ 4.9(190)	≥ 2.3(200)
降低			<1.0(40)		

注：ASCVD：动脉粥样硬化性心血管疾病；TC：总胆固醇；LDL-C：低密度脂蛋白胆固醇；HDL-C：高密度脂蛋白胆固醇；非-HDL-C：非高密度脂蛋白胆固醇；TG：甘油三酯。

那么，哪些人需要注意高血脂呢？

家族中有高血脂患者的人群。高血脂的病因分为两种：一种是原发性高血脂，一种是继发性高血脂。继发性高血脂由其他疾病引起；而原发性的高血脂大多与基因有着密不可分的关系，而基因是遗传的关键因素，因此原发性高血脂具有十分明显的家族聚集性。如果家族里有高血脂患者，一定要多注意这一问题。

饮食不健康的人群。如果长期食用油腻食物、高糖食物，那么高血脂的出现概率就会大大提高。油腻的食物会让血液中的TG和胆固醇这两种物质的含量升高，而糖分摄入过多的话在体内也会转化成TG，继而就会让血液的黏稠度升高，增加心脑血管病风险。

嗜烟酗酒的人群。吸烟和酗酒不仅会增加体内的TG含量，吸烟还会减少血清高密度脂肪蛋白胆固醇的含量，而酒精则会阻碍对于低密度脂肪蛋白胆固醇的清除工作，从而导致高血脂的发生。

血脂高的四个征兆：

头晕。是高血脂常见的前期症状之一，主要是因为血液黏稠度高导致脑缺血、缺氧。

肢体乏力。血脂的升高会带来肢体乏力以及活动后酸痛，这是脂肪代谢紊乱导致的。

脂肪肝。如果血脂长期偏高，很容易造成脂肪肝，会导致肝脏肥大、食欲不振。所以有脂肪肝的朋友一定要注意了。

肌肉痉挛、肌腱损伤。患有高血脂的患者会出现肌肉痉挛和肌腱损伤等现象，这是脂肪沉积在肌肉、肌腱的原因。因此，注意定期检查血脂！

40岁以下血脂正常的人群，建议每2～5年检测1次血脂；40岁以上人群，建议至少每年1次血脂检测；心血管病高危人群，建议每6个月检测1次血脂。

高尿酸和痛风大多与肥胖有关

对于高血压、高血脂、高血糖这“三高”的危害，相信大家已经很熟悉，如果控制不好，容易引发心脑血管疾病。近年来，随着我国人民群众生活水平的提高和饮食结构的改变，出现了另一种威胁健康的危险因素“第四高”——高尿酸，并呈年轻化趋势。

2022 年 3 月，中国疾病预防控制中心慢性非传染性疾病预防控制中心，联合复旦大学附属华山医院风湿免疫科，发表了“中国成年人高尿酸血症的患病率、变化趋势及风险因素”的最新研究数据。结果显示，在 2018—2019 年度，我国成人高尿酸血症患病率高达 14.0%，其中，18 ～ 29 岁的成年男性患病率更是高达 32.3%，这意味着每 7 位成人中就有 1 位高尿酸血症患者，而在年轻男性中，几乎每 3 位中就有 1 位患者。数据提示，控制高尿酸血症已迫在眉睫。

那么高尿酸血症是如何形成的？尿酸是人体嘌呤氧化代谢的最终产物，大部分通过肾脏和小部分通过肠道等肾外渠道将尿酸排出体外。血尿酸浓度超过正常值上限，无论男性还是女性，在正常嘌呤饮食状态下，非同日 2 次血尿酸水平超过 420 微摩尔 / 升，就会被认为是高尿酸血症。

很多人对高尿酸血症和痛风傻傻分不清楚，那它们存在什么样的关系呢？

高尿酸血症的患者中只有 10% ～ 20% 会发生痛风，所以尿酸过高并不等于痛风，它只是痛风的基础。大多数的高尿酸血症患者可以持续不出现症状，但是血尿酸水平越高、持续时间越长，发生痛风和尿路结石的概率就越大。

痛风是嘌呤代谢紊乱和（或）尿酸排泄减少，血尿酸增高引起组织损伤的一种代谢性疾病，所以及时改善高尿酸血症，可防止痛风的发生。

当你尿酸偏高又体重超标时，那无疑是雪上加霜。多项研究表明，超重或肥胖与高尿酸血症关系密切，且相互作用，互为因果。数据表明，除男性、年龄这些因素外，红肉摄入量＞ 100 克 / 天、缺乏运动、BMI ≥ 25 千克 / 平方米、高血压、高血脂、高血糖等，均是高尿酸血症的风险因素。减肥将有助于改善高尿酸血症。那我们在生活中应该怎么做呢？

低嘌呤饮食。海鲜中的海蜇、海参嘌呤含量相对较低，可以适当食用。避免进食高嘌呤食物（鱼肉、海鲜、动物内脏、蟹黄、火腿、香肠、花生、蘑菇、豆类、豆制品等）。

禁软饮料，戒酒。富含果糖的甜饮料，能显著提高血尿酸的水平。饮酒是诱发关节炎急性发作的重要因素之一。

多饮水。每天饮水量应达 3000 ～ 3500 毫升，使每日排尿量达 2500 毫升以上，以促进尿酸从肾脏排出，但肾功能不全时饮水要适量。

降体重。减肥不能太快，合理的减肥速度是 6 个月减少体重的 10%，每周体重减少 0.5 千克，体重在 2 年内增加不超过 3 千克，同时腰围至少减少 4 厘米，过快的减肥效果可能会适得其反。故应在营养师的指导下降低体重，限制能量摄入，使体重低于目前体重的 5% ～ 15% 为好。

避免过度劳累、紧张、受寒、关节损伤等急性关节炎的诱发因素。

运动。如果你只是单纯的超重或肥胖，可以进行规律的中等强度的有氧运动。在餐后 1 小时后运动，每次大于 30 分钟，一周 5 ～ 6 次。最好配合抗阻力运动，如伏地挺身、哑铃、杠铃、俯卧撑、引体向上、蹲跳等，每次 25 分钟，一周 3 ～ 4 次。

高尿酸患者主要以进行有氧运动为主，避免过多的无氧运动，因为无氧运动使三磷酸腺苷（ATP）重复利用减少，嘌呤增加，会导致乳酸过多，抑制尿酸排泄。

肥胖或超重患者，尤其是伴有高尿酸血症的患者，不要盲目减肥，应到正规医院开设的减肥门诊，经过专业的营养师评估，为您制订适合自己的个体化的减肥方案。

肥胖人群更容易得关节炎吗

2018 年 5 月权威杂志《发病率与死亡率周报》（*Morbidity and Mortality Weekly Report*）的报道提示：在美国，有 5440 万成年人被诊断患有骨关节炎。其中 32.7% 的人超重，38.1% 的人肥胖。相比没有患骨关节炎的人群，患有骨关节炎的人群中肥胖患者更为常见。

我国的相关研究也表明，骨关节炎与肥胖相关性高达 70.73%。由此可见，肥胖是造成骨关节炎的一个危险因素。

为何肥胖人群更易患膝关节炎呢？

我们在行走时膝盖所承受的重量是体重的 3 ～ 6 倍，假如你体重增加 10 千克，行走时膝关节将增加约 30 千克的重量，上下楼时膝关节的负重会更高。体重过高无疑会额外增加膝关节的负担。

肥胖者的体重大多超过了膝关节所能承受的正常重量，导致膝关节受力不均，关节负荷增加，加大了软骨边缘的摩擦，加速了软骨丢失，骨赘形成。此时，原本光滑的关节软骨会出现裂隙、凹陷、糜烂，其缓冲、抗压、减震作用大大降低，从而出现膝关节疼痛、肿胀、僵硬、活动受限等症状。肥胖诱发的膝关节炎如图 2–4 所示。

肥胖可通过其他代谢并发症间接影响关节，如糖耐量受损、血脂异常症等，这些都可以使人体关节的内环境出现紊乱，间接促进骨关节炎的产生和发展。肥胖患者很多伴随嘌呤代谢异常，是高尿酸血症高发人群，高尿酸导致尿酸盐在关节内异常沉积，提早诱发关节炎。

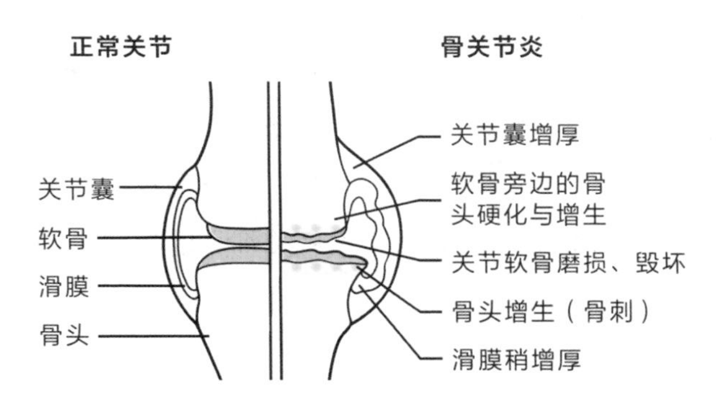

图 2–4　膝骨关节炎

饮食不合理，也会影响到关节。如高脂肪摄入不但会引起肥胖，而且会对骨、软骨及关节结构造成不良影响。此外，还与肥胖导致的姿势、步态及运动习惯的改变有关。

所以，骨关节防治指南最重要的一条就是控制体重，不仅有助于保护膝关节，还可降低骨关节炎的发生危险。

那不伤膝盖又减肥的运动有哪些?

水中运动。包括游泳（避免过度用力蹬腿）、水中走路等。水阻力较大，而且存在浮力，可以锻炼人的肌肉力量及心肺功能，同时又可以减轻膝关节负重，是最合适的运动方式之一。

骑自行车。自行车运动对膝关节的负重比较小。因为骑车时人是坐着的，大大减少了自身体重对膝关节的压力，让膝盖受伤的可能性大大降低，而骑车也是比较理想的有氧运动方式，所以如果想运动又怕膝盖受伤，不妨试试骑车。

注意：运动前后要进行拉伸，任何运动都要适度。运动强度和时长因人而异。一般建议每次运动半小时到 1 小时，但无论多久，只要当身体感觉不适，就不要继续勉强。关节如有不适，请及时前往医院就诊。重度肥胖通过生活方式减肥困难的患者，通过减重手术减轻体重后关节炎的症状也可以得到改善。

肥胖与“鼾症”、睡眠呼吸暂停综合征的关系

过度肥胖除了诱发上述高血糖、高血压、高血脂，甚至会让你患上“睡眠呼吸暂停综合征”！

在门诊常常听到一句话：“医生，我胖了之后才打呼的，我以前都不会这样！”那么，肥胖与睡眠呼吸暂停综合征到底有什么关系呢?

阻塞性睡眠呼吸暂停（OSA）是指睡眠中在有通气努力的情况下，呼吸气流停止 10 秒以上，每小时发作 5 次以上，并伴有血氧饱和度（SaO_2）下降超过 4%。阻塞性睡眠呼吸浅慢（OSH）是指睡眠中呼吸气流下降 50% 以上，持续超过 10 秒，且每小时发作 15 次以上，通常伴有打鼾，也可能伴有 SaO_2 下降超过 4%。OSA 和 OSH 的患者都会因过度的通气努力而觉醒，

使睡眠受干扰，导致患者白天嗜睡和心肺功能的改变。

肥胖患者常有颈围增加，颈部、咽部脂肪积聚，导致上气道狭窄，吸气时气道陷闭的危险性增加，夜间仰卧时咽部脂肪下坠，更易造成呼吸暂停，如图 2-5 所示。上气道形态改变是肥胖患者发生睡眠呼吸暂停的重要危险因素。有研究证实睡眠呼吸暂停综合征患者的颈、咽部脂肪组织增多是呼吸暂停发生的独立危险因素。

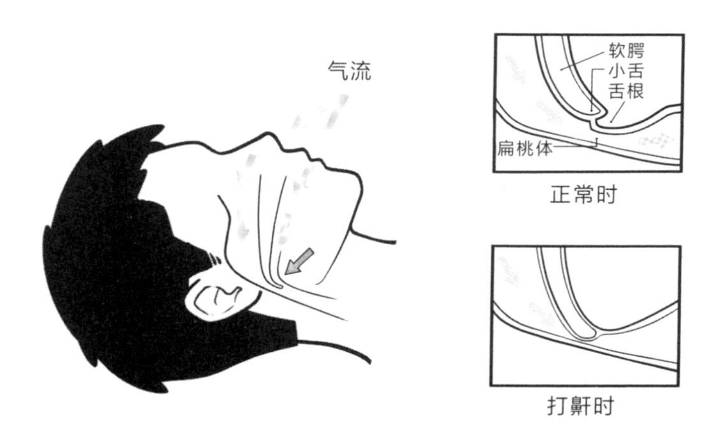

图 2-5　肥胖易导致睡眠时呼吸暂停

由于肥胖者的体重增加，脂肪组织增多，限制了呼吸肌的运动，导致胸壁顺应性也降低，呼吸系统的机械负荷也随之增加。

研究还发现，肥胖患者肺容量指标尤其是功能残气量和补呼气量降低，患者胸腹部脂肪组织增多，肺顺应性下降，导致功能残气量下降及其他肺功能指标改变。

功能残气量降低加重了气流限制及气道闭陷的危险性，而补呼气量降低可能导致气流分布异常，引起通气血流比值异常。肥胖患者肺泡、毛细血管脂肪沉积，导致呼吸膜厚度增加，毛细血管开放度下降，造成肺弥散功能降低。

基于以上肺功能改变，肥胖患者夜间易发生呼吸暂停，并可能引起严重的低氧血症。

瘦素是一种在深度睡眠中释放的可控制食欲的激素。由于睡眠呼吸暂停综合征患者难以进入深度睡眠，瘦素释放也随之减少，从而促进了睡眠呼吸暂停综合征患者肥胖程度的增加。

肥胖不只是单向影响睡眠呼吸暂停综合征，其实这两者是相互影响的。肥胖程度越高，患者的睡眠结构所受到的影响也越大，比如睡眠的连续性变差等。反之，睡眠结构变差也会影响体重。因此，控制体重对于睡眠呼吸暂停综合征的治疗十分重要，呼吸机辅助呼吸改善低通气对于体重下降也有辅助作用。

肥胖与癌症密切相关

随着人们生活水平的提高，肥胖在中国已成为重大公共卫生问题。2020 年《中国居民营养与慢性病状况报告》调查显示，中国成年人有超过一半人超重或肥胖。

长期肥胖对身体的危害很多，尤其是与恶性肿瘤发生相关。2016 年，《新英格兰医学杂志》发表了“国际癌症研究组织（IARC）”的文章，通过检索超过 1000 篇研究论文，发现脂肪超标与 12 种癌症的发生有关，分别是：结肠癌、食管癌、肾癌、子宫癌、乳腺癌、胃癌、肝癌、胆囊癌、卵巢癌、胰腺癌、脑膜瘤、甲状腺癌。

以男性为例，BMI 增加，对胆道的威胁最大。BMI 每增加 5 千克 / 平方米，男性患胆道肿瘤的风险就会增加 56%。结直肠肿瘤发病风险也增加 9%。

对于女性来说，BMI 每增加 5 千克 / 平方米，其绝经期前乳腺癌的发病率就会增加 11%；而其腰围 / 臀围比增加 0.1，患子宫内膜癌的风险就会增加 21%。

究竟为什么肥胖会致癌呢？

2023 年 1 月，《癌症》杂志发表综述，总结了肥胖诱导癌症的潜在机制：过多的脂肪堆积会导致脂肪组织功能障碍，导致促炎细胞因子、性激素和脂质代谢物的产生增加，以及脂肪细胞衍生的细胞因子或脂肪因子谱受损和胰岛素抵抗。脂肪组织改变导致重塑、纤维化、癌症相关脂肪细胞、微生物代谢受损，脂肪细胞祖细胞、炎症和微环境改变。这些因素可能导致肿瘤的发生、生长和复发。

高盐、高糖、高脂等不健康饮食是引起肥胖、肿瘤、心脑血管等疾病的危险因素。因此合理膳食，减少每日食用油、盐、糖摄入量很重要；适当的运动及健康的生活方式也有助于改善肥胖，减少肿瘤发生的风险。

皮肤病与肥胖有直接关系

很多肥胖人士都会出现各种皮肤问题，例如臀部出现一条条白色纹路、腋下出现无法清洗的“灰”……

其实这些都是皮肤为你的健康亮起了红灯。当体重超过正常标准，超出身体负荷的程度时，代谢就会出现异常，皮肤会出现各种各样的皮肤病，常见的与肥胖相关的皮肤病有以下几种：

黑棘皮病：在肥胖青年中属于多发病，一般不影响健康。多发生于颈部、腋下、腹股沟等处皮肤，表现为黑色素沉着伴有棕黑色天鹅绒样斑块，有颗粒感。肥胖患者的体内存在严重的胰岛素抵抗。此外，肥胖者易出汗，皮肤长期处于汗液浸渍的状态易导致黑绒样改变（图 2–6）。

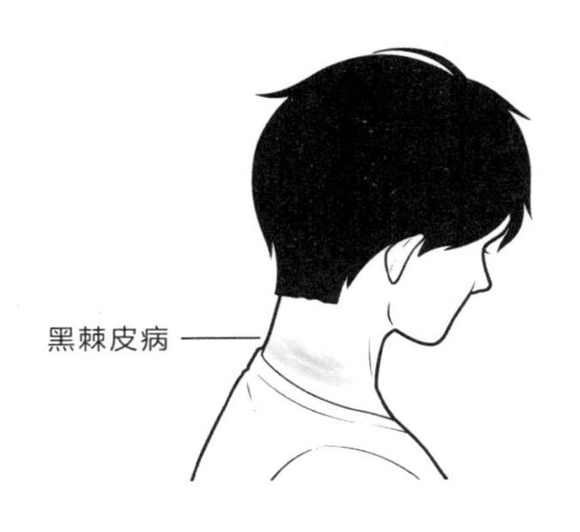

图 2-6　肥胖易生成黑棘皮病

膨胀纹：也叫“肥胖纹”。因肥胖造成皮肤张力变大，导致胶原纤维断裂，造成皮肤“裂开”的现象。初期为发红阶段，有时会发痒，约持续数月至半年，会转变为白色的永久性纹路，易出现于大腿外侧、腰部和臀部。

股癣：特指发生于大腿根部、腹股沟、会阴部、肛周和臀部的皮肤真菌感染，因闷热潮湿、不透气造成真菌滋生而引起，临床表现为皮肤出现红斑、丘疹，甚至瘙痒、脱屑。

皮肤念珠菌病：念珠菌易在温暖潮湿的环境中生长。由于肥胖患者皮肤的褶皱比较多，一般会在肥胖者的乳房下部、腋下与腹股沟的皮肤皱褶处，由于接触、重叠和磨损较多，易出汗浸渍且不透风，使念珠菌繁殖生长。

蜂窝织炎：蜂窝性组织炎多半为细菌感染引起。因淋巴循环不良、下肢水肿所引起，由于淋巴液长期聚积，容易形成细菌温床，引发蜂窝性织炎。

淤积性湿疹： 因体重过重造成下肢淋巴循环不良，又称为重力性湿疹，常发生在足踝部。最初皮肤出现瘙痒、红斑，有轻度鳞屑，几周或几个月后皮肤呈深褐色。

毛孔角化症： 患者因毛孔被角化的角质堵塞，出现毛孔粗糙的小红疹，常见于上臂外侧、大腿、小腿、脸颊下方，表现为针点般、像粉刺的肤色、红褐色或棕色小丘疹，摸起来有颗粒感，越胖越严重。

毛囊炎： 肥胖患者皮脂分泌比常人多，汗液分泌会比较旺盛，毛孔被堵塞导致感染，引起毛囊炎的发生。成人好发于多毛的部位，儿童则好发于头部。

银屑病： 身体过度肥胖是诱发银屑病的因素之一，银屑病俗称牛皮癣，特征是红色或棕褐色的斑丘疹或斑块，表面覆盖银白色鳞屑，边界清楚，多半发生于头皮及四肢伸面，少数患者可以有脓疱性损害或者关节症状，严重者可以泛发全身，一旦发病，常反复发作，难以治愈。

软纤维瘤： 软纤维瘤主要表现为高出皮肤表面的带蒂增生物，一般呈丝状、球状或者口袋状。表面光滑，呈皮色或者褐色，柔软而无弹性，常见于颈部、腋下等皮肤皱褶部位。发生原因不明，可能与病毒感染、糖尿病及肥胖等因素有关。研究发现，肥胖者更容易患软纤维瘤。

痤疮：女性肥胖者容易引起多囊卵巢综合征（PCOS），引起雄激素水平上升，进而引发痤疮，尤其在下半脸的U形部位，多属于脓疱型痤疮。

肥胖还与某些罕见皮肤病有关，如鳞状毛囊角化病、痛性肥胖病和淋巴水肿性黏蛋白沉积症等。

肥胖者发生皮肤病变后不可讳疾忌医，自行买药涂抹，如果用药不当会使病情恶化，要经由专业医生诊疗。肥胖患者要尽量避免穿着过紧的衣裤，若已经出现化脓的丘疹或脓疱，不要徒手挤破以免产生更深的感染或恶化。

肥胖对免疫力的影响

肥胖除了引发上述各种慢性疾病，也会影响机体免疫力。

日常生活中稍微注意一下，你会发现肥胖的人是比较容易感冒的，而且恢复时间比较长。

众所周知，免疫细胞在肥胖和代谢综合征的发病机制中起着重要作用，脂肪组织、肝脏、胰腺和淋巴系统等代谢组织中的白细胞活化和功能障碍证明了这一点。肥胖和代谢综合征参数对免疫和病原体防御的重大影响，包括淋巴组织完整性的破坏；白细胞发育和活性的改变；先天和后天获得的免疫反应的协调。

肥胖损害淋巴组织结构和功能

肥胖增加免疫器官（包括骨髓和胸腺）中的脂肪沉积。

这些变化导致白细胞数量、淋巴细胞活性和整体免疫防御的改变。

肥胖影响白细胞活化和免疫反应调节

肥胖破坏免疫功能的另一个重要因素是白细胞与胰岛素抵抗、慢性炎症和代谢综合征的相互作用。胰岛素抵抗可能会抑制胰岛素信号，导致淋巴细胞对病原体的反应不足，还可能抑制炎症因子释放等炎症反应过程。

先天和后天获得的免疫反应的协调

人体免疫系统由先天和后天获得的免疫系统构成。先天的免疫系统是人体应对损伤或病原体的第一道防线。后天获得的免疫系统是后天接触特定抗原激活后实现免疫记忆。肥胖会促进骨髓的间充质干细胞的促炎基因表达，加速胸腺退化等。

肥胖对免疫力的影响进一步延伸到其他慢性病。肥胖与儿童过敏性疾病患病率增加相关。如前所述，肥胖患不同类型癌症的风险也会增加，包括结肠癌、乳腺癌、肝癌、胰腺癌和白血病等。肥胖还与较差的癌症治疗效果和较高的癌症死亡率有关。鉴于免疫系统在癌症监测中的重要作用，与肥胖相关的免疫力受损很可能会导致患癌症的风险增加。

另外，免疫记忆细胞对确保疫苗效力至关重要。肥胖会损害免疫记忆细胞对流感病毒感染的反应，导致死亡率、重症率增加。这些不良反应与肥胖人群体内无法保持特异性的记忆细胞有关。《国际肥胖杂志》发表肥胖增加疫苗失败的研究，除流感病毒疫苗以外，乙型肝炎病毒疫苗、破伤风疫苗的效力也受到影响。

一个人的免疫力强弱是无法衡量和量化的，但是维持身体健康和免疫系统平衡对于我们抵抗病菌入侵至关重要。肥胖很大概率上意味着不健康，肥胖往往就是营养不均衡，以及长期不良的生活习惯所造成的后果。

肥胖对人体系统的影响

如今减肥作为经久不衰的热门话题，人们的诉求早已不仅来自求美之心，同样伴随着许多因肥胖引起的健康问题。肥胖已经成为严重的社会问题，科学减肥刻不容缓。

近几年短视频的兴起，火了一大批“吃播”，他们以大胃王著名，吃得越多网友越爱看，热度也越高。不少吃播博主都赚得盆满钵满，但是身体却出现了很大的问题。直到一位知名网红吃播博主的猝死，震惊全网。

俗话说“吃饭七分饱，医生不用找”，这句话并非没有道理。吃太饱，饮食过量，已经成为不少人的一种习惯。吃太饱，会损伤到脾胃，超过了消化器官的承受能力，影响到了消化吸收功能，除此之外，还有可能会突发心脑血管疾病等。

不仅是吃播，还有过劳肥的打工人、昼夜不休的医护人员频频猝死。他们为什么看起来健健康康却猝死？

因为只是“看起来健康”。

那些因为加班而晚睡的日子，因为焦虑而吞下的烟酒，因为忙工作而忽视的心慌，因为不想动而没有锻炼的瞬间……这些不起眼的小事，将疲惫的我们一点点推向猝死的深渊。

猝死的悲剧，不应该一次又一次重现。我们应关注自身健康，了解器官与肥胖之间的关系，开启自我拯救的第一步。

内分泌系统

肥胖症对于内分泌系统的影响主要是代谢异常，包括糖代谢、脂代谢、嘌呤代谢，最常见的就是肥胖引起的糖代谢异常。由于体重增加以后，脂肪含量增加，胰岛素功能相应下降，胰岛素降糖能力有所下降，所以身体为了代偿这种能力的下降就会多分泌胰岛素来对抗这种异常，临床上将这种状态称为胰岛素抵抗。当身体的代偿功能不足以弥补这种胰岛素功能下降的时候就会造成血糖的异常，可以在早期是糖耐量异常或者糖耐量低下，进一步发展就会成为 2 型糖尿病。在临床上可以看到 80% 以上的 2 型糖尿病患者都是超重或者肥胖或者有超重和肥胖病史的患者。另外，肥胖患者可以造成明显的高脂血症，血脂升高增加。另外，还可能导致嘌呤代谢异常，这部分患者会出现高尿酸血症，临床上会导致痛风之类的疾病，这些都是由肥胖引起的内分泌代谢系统的疾病。

心脑血管系统

肥胖症对于心脑血管方面的影响也是很大的，很多肥胖患者最后都是因心脑血管疾病死亡的。肥胖导致的心脑血管疾病最常见的就是高血压，可见 70% 以上的高血压患者都是超重或者肥胖。另外，冠心病、冠状动脉粥样硬化、心律失常、脑梗死、动脉狭窄闭塞这些疾病都与肥胖症的发生有密切关系。肥胖的人和正常体重的人相比发生冠心病的风险要高 2 ～ 3 倍。此外，还有少见的与肥胖相关的心肌病，所以肥胖对于心脑血管系统的影响是致命的！

呼吸系统

肥胖症对于呼吸系统最重要的也是最严重的影响就是呼吸睡眠暂停综合征。肥胖的人打呼噜跟平常人打呼噜不一样，常常在睡觉当中出现呼吸暂停，有的可能停几十秒甚至一分多钟，当呼吸重新恢复，第一声呼噜打得特别响，音调特别高，慢慢鼾声减少，呼吸停了，临床上称为睡眠呼吸暂停。肥胖的人除了外表胖以外，内脏脂肪也会增加，肥胖的人气道狭窄，由于内脏脂肪增多，肺的扩张也受到影响，肺的通气不好，容易缺氧，尤其在晚上睡眠的时候使得已经狭窄的气道更加狭窄，引起通气障碍，导致睡眠呼吸暂停。有些人在出现睡眠呼吸暂停以后会引起严重的并发症，发生猝死。或者由于睡眠呼吸暂停的时候，二氧化碳潴留引起呼吸紊乱。

消化系统

肥胖对消化系统比较常见的影响就是脂肪肝和胆结石，特别是脂肪肝，在现在人群当中的发病率是相当高的，但是并没有得到大家的重视。人们认为脂肪肝是一种良性疾病，对于身体的损害很小，终身患脂肪肝也没有什么影响。实际上，国内外已有很多肝穿刺的病理结果显示，随着脂肪肝的加重，特别是重症肥胖合并的重度脂肪肝，会导致肝纤维化、肝硬化、肝功能衰竭！现在研究表明，肥胖患者的脂肪肝的发病率在 80% 以上，通过有效减肥，脂肪肝可以得到很好的逆转和改善。胆结石的发病率也会随着肥胖程度的增加、时间的延长有所增加。

生殖系统

肥胖对生殖系统也有严重影响，比如女性的月经紊乱。一般来讲，一位女性如果体重轻度增加可能看不出对月经的影响；如果体重增加达到了标准体重的 150%，可能引起月经稀发；如果体重达到了标准体重的 180%，很多女性可能就会出现闭经了。在月经紊乱的情况下，生殖能力下降，所以肥胖的人不孕情况很多见。男性肥胖患者常常有男性性功能下降，血清睾酮水平低于正常人，会伴有男性乳房发育、乳腺增生等情况。

肥胖再也不是身材问题、外貌障碍这么简单了，已经成为最主要的可预防性致死因素之一。严重的肥胖症使我们预期寿命减少 5 ～ 20 年，“胖死”绝非空穴来风。

Part 2

科学减肥，重塑人生

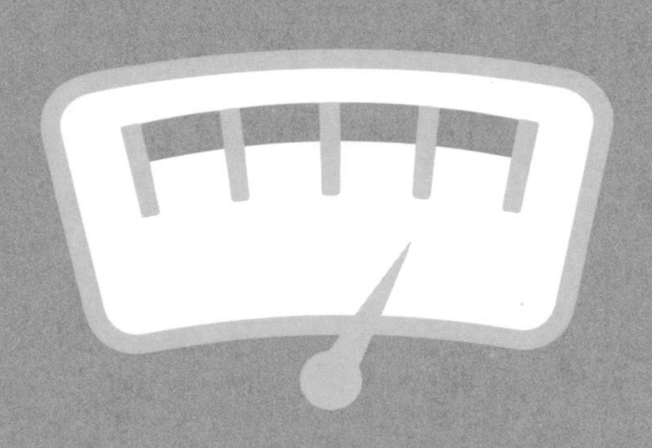

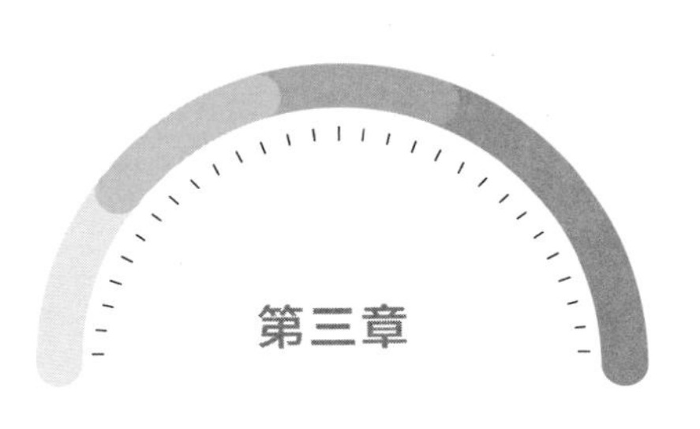

第三章

生活方式减肥：吃对了才能瘦

食物减肥原理很简单

我们每天在享受美食的同时，也在获取着我们身体所必需的能量。如果摄入的能量和每天消耗的能量达到平衡，体重基本上能够保持稳定。如果摄入的能量超过每天所需的能量，多余的能量就会转化成脂肪，身体就会变胖。

机体获取能量的营养物质主要有三种，分别是脂肪、蛋白质和碳水化合物，因此也称为“三大产能营养素”。

那么，我们通过哪些方式能够进行能量消耗呢？主要包括三个方面：

第一是身体的基础代谢。身体的基础代谢指人体基本生命体征所需要消耗的能量，包括心跳、血液流动、呼吸以及各个脏器的正常运行，占据人体能量消耗的60%。每个人的身体状况、状态、环境的不同，都会影响基础代谢的情况。比如体表面积、年龄、性别、疾病等。平时经常听到的提升基础代谢，其实效果非常有限，但是不科学的盲目节食会造成肌肉组织的流失，非常容易破坏基础代谢，因此减肥千万别盲目少吃。

第二是食物热效应。营养学家把因为摄食而引起的热能的额外消耗现象，称为食物热效应，又叫食物的特殊动力作用。不同食物所消耗的能量不同，脂肪的食物热效应约占其热能的 4% ～ 5%，碳水化合物为 5% ～ 6%，而蛋白质能达到 30% ～ 40%。如果是三者混合在一起的饮食，会平均增加 10% 的消耗。正是因为食物热效应的存在，我们才要合理地安排饮食，尽可能地利用好食物热效应。

第三是活动消耗。我们日常活动所造成的能量消耗，无论是走动、做家务，还是有意识的运动锻炼，都要靠肌肉做功完成，因此也帮助机体消耗了一部分能量。影响我们活动消耗的因素，包括身体肌肉含量，肌肉含量越多，能量消耗就越多；体重基数越大，活动消耗就越多；活动强度越大，消耗越多；活动持续的时间越长，消耗越多。这也是我们相对容易提升消耗的部分，迈开腿绝不是空谈。但不管嘴，只靠迈开腿增加的能量消耗，在减脂面前效果有限，对脂肪也不具备什么“杀伤力”。

当然，在生命的特殊时期也存在着其他特殊能量的消耗，比如怀孕期间胎儿的生长、青少年的成长发育、疾病状态的康复都会消耗额外的能量。

为何吃得少还长胖

“医生，我吃得真的很少，为什么还长胖？”这是不少患者来门诊时的开场白。吃得少还长胖，看似矛盾，但要减肥的你，必须了解三个真相。

真相一：食物的体积与能量不成正比

要想成功减肥，我们不但要关注吃了多少食物，更需要关注吃了多少热量。有一个专业术语叫“能量密度”。能量密度是食品热量和重量的比值，指每克或每 100 克食品中所含的能量。同样吃 200 千卡热量的食品，五花肉只够吃两口，吃花生酱仅仅两小勺，锅巴更是只有小小一包，可见五花肉、花生酱、锅巴都是能量密度的“大户人家”。同样 200 千卡，如果你换成是低能量密度的食品，比如换成两个大苹果够不够吃？

土豆一碗管不管饱？芹菜来上一大捆恐怕一天都吃不完吧！这些低脂肪、高水分、低能量密度食物，才是让你既能吃饱又能减肥的法宝。

什么样的食物能量密度低呢？一般而言，水分含量高、膳食纤维含量高、脂肪含量低的食物的能量密度更低一些。比如新鲜蔬菜、水果、薯类、酸奶、牛奶的能量密度更低。同类食物也适用这个规律，比如：

菠菜、芹菜、黄瓜、西红柿、冬瓜、西葫芦含水量高，它们的能量密度要低于豆角、胡萝卜、西蓝花；

豆制品中豆腐的能量密度要低于豆腐干、豆皮、腐竹；

牛奶的能量密度要低于奶酪；

牛肉的能量密度要低于牛肉干；

蒸白薯的能量密度要低于白薯干；

低脂、脱脂奶制品的能量密度要低于全脂奶；

里脊肉的能量密度要低于五花肉；

牛腱子的能量密度要低于牛腩；

鸡胸肉的能量密度低于鸡翅。

现在你会选择低能量密度的食物了吧！

真相二：零食的能量并不比正餐少

有些患者自己感觉吃得少，是因为不吃正餐，但在反复追问下会发现，他们会用一些看起来不起眼的零食充饥。

零食大多属于加工程度很高的食物，具备水分低、脂肪高、糖分高、膳食纤维低等高能量密度的特点，它们才是减肥路上最大的绊脚石，比如蜜饯、蔬菜干、培根、咸肉、午餐肉、含糖饮料、奶油蛋糕、方便面、薯片、锅巴。这个类别的食物能量密度非常高，营养密度却很低，是当今肥胖最主要的诱发因素。所以想要减肥的朋友要注意了，与其吃这些毫无营养的“能量炸弹”，还不如好好吃饭。

真相三：一天只吃一餐不能帮你减肥

理论上来讲，每天只吃一顿饭，身体摄入的能量十分有限，可以达到减肥的效果，可是在我的患者当中也有每天只吃一餐，把自己从 100 千克“成功”减到 150 千克的案例。如果正常进餐的那一顿不暴饮暴食，每天只吃一顿饭，1 个月确实可以瘦 5 千克左右，但是我们的心里常常有代偿的想法，一天都没有能量来源，这一餐不妨多吃一些。

前面提到的这位患者就是这种情况。他的一顿饭可以吃下 100 个饺子，想着反正其他餐也不吃了，这餐不妨多吃一些，长此以往，不但没有减肥，还会养成暴饮暴食的习惯，把胃口练得更大，变得越来越胖。对于没有意志力的人来讲，如果每天只吃一顿饭是很难坚持下来的，三天打鱼两天晒网，饥饿感反而会越来越严重，停止每天一餐的饮食模式后，反而会比往常吃下更多的食物，这样体重更容易反弹，甚至比之前还胖。

总之，减肥不是吃得越少越好，而是学会聪明的选择！如果你想成功减肥，就需要让自己养成规律的习惯，达到身心的平衡稳定，能长期坚持才能真正实现减肥的目标。

减肥≠只能吃水煮菜

很多人畏惧减肥，认为减肥的过程就像苦行僧，要挨饿、粗茶淡饭、无油无味，每天清汤煮菜相伴。敢于实施这样饮食的人也确实大多获得了短期的减肥成绩和兴奋感，但坚持时间久了，会发现越来越没力气、精神不佳、皮肤松弛、脱发严重。如果停用此方法，会发生体重反弹，甚至比之前还要胖得多。

水煮菜可以算作健康饮食中的一种吃法，不仅摄入的膳食纤维和维生素多，而且低温烹调的水煮形式较炒菜和煎炸的方式，可以保留食材中更多的营养素，并且少盐少油，是符合减肥饮食要求的。但为什么水煮菜不能成为减肥饮食中采用的单一方法呢？

单纯摄入蔬菜类食物，缺乏蛋白质和碳水化合物，容易造成营养不良导致的多种不良反应，甚至出现营养缺乏病症和免疫力低下。肌肉也会因此流失较多，使得基础代谢下降，想获得有质量的减脂、减肥效果就更难。

此外过少的脂肪摄入会使身体能量供给不足，脂溶性维生素缺乏，皮肤、眼睛及部分组织细胞因缺少原材料而受损，所以油脂的控制是不过量，而不是无油饮食，每天烹调油总量最好不超过 25 克。烹调油的种类选择与用油总量控制同等重要。选择植物油更有利于减肥和相关指标的改善。如常见的花生油、大豆油、玉米油，再搭配上单不饱和脂肪酸较丰富的橄榄油、茶油和多不饱和脂肪酸丰富的亚麻籽油等，多种不同类型的植物油各有优点，搭配食用益处更多。

水煮菜可以作为减肥饮食中的一个选择，那么它正确的打开方式应该是怎样的呢？

这个“菜”，不能全是蔬菜，而是丰富的荤素菜，推荐食材选择：瘦肉、去皮禽肉、水产类、蛋类、大豆类、叶菜类、菌藻类、薯类。如果血尿酸稍高，要注意把嘌呤高的食材焯水后去掉部分嘌呤再制作，但不要喝汤。如果血尿酸很高，一定要注意选择低嘌呤食物。

开锅下菜，保留营养。食材中的维生素 C 和维生素 B 族很怕长时间高温，损失会较大，所以水烧开后可以先下不易熟的食材，待快熟时再下入易熟的叶菜类，减少炖煮时间，保留更多的营养素。

酌情增加菜中的油脂。一是用炝锅法，先用少许植物油轻炒一下食材再加入开水煮制；二是煮制好食材后再加入橄榄油、亚麻籽油或香油等低温用油。

好食材配好方法，好方法用得当，减肥、减脂也能享美味。

在外就餐吃什么

随着城市生活节奏的加快，生活越来越便捷，人们在外就餐和点外卖的进餐方式占比日渐增加，商业化餐饮为了满足顾客口腹之欲和回购率，制作菜肴时难免会更加重视口味的浓香诱人，导致盐、油的用量往往高出家庭烹调用量，肥胖发生的风险也随之增加。《中国居民膳食指南（2022版）》提供的相关数据显示，我国6岁以上居民过去一周至少一餐在外或购买的就餐比例，城市数据为52.8%。

高油脂饮食是造成肥胖的主要祸首，不仅因其能量高，使身体摄入过多能量而蓄积体内脂肪，更大的危害是造成血脂升高、增加炎症反应、加大心脑血管和癌症的风险。尤其经常食用被反复利用的油脂所制作的餐食，其中所含的有害物质大大增加，更增加了多种健康隐患。高盐饮食会造成肾脏损伤，血压升高，心血管疾病风险增加，有损骨骼、呼吸道健康，对于本就有以上病症的肥胖者伤害更大。重口味食物会大大增加食欲，从而使摄食量增加，过剩的食物能量使肥胖程度愈演愈烈。

那么不得不在外就餐或点外卖时，如何满足减肥的需要呢?

先选“好店”：有正规管理的餐饮经营场所，最好是B级或以上级别的餐饮企业，经营上会注重健康理念的。

选餐食制作方式：首先放弃煎炸、烧烤、腌制、油拌的烹调方式，首选蒸、煮、涮、焯拌的方式，其次选低油炒菜、炖菜。

选搭配：首选食材种类多的，注意主食粗细搭配，菜肴荤素搭配，能搭配成多色的彩虹餐可算为加分项。

外食族容易踩的“坑”也要注意规避：

加工肉类：如烤肠、火腿肠，很多减肥者清楚不能吃五花肉等高脂肪肉类，但会觉得可以选择烤肠、火腿肠这类没有明显肥肉的加工肉类，但这类食物不但不能提供多少优质蛋白质，其中隐含的油和盐是很可观的量级，是减肥的大敌。

蔬菜沙拉：很多减肥者都会点所谓的轻食沙拉，但殊不知大多数沙拉酱的油脂含量非常高，等于吃的是油拌菜，热量并不低。

麻辣烫：看起来是选择了很多低脂新鲜食材一起煮，但并没有关注到汤底的浓香大多来自含脂肪的浓汤，如果再淋上芝麻酱和辣椒油，热量也是很高的。

外食族要有火眼金睛，尤其在减肥期间要会选择适合自己的食物，把握选食原则：安全、卫生、低脂低盐、加工尽量简单的健康烹调方法，控制总食量、总热量，减少外食频率。

清淡饮食才是减肥的重头

有关人员从对肥胖者的调查结果中发现，大多数人口味厚重，无味不欢，甚至无辣不欢。在减肥的专业指导过程中，要养成减盐、减脂的清淡饮食的健康习惯。在适应的过程中，多数人的口味习惯得到改变，而且相关的指标，如血压、肾脏功能等指标均有所改善。减肥成功后，仍有大多数人可以保持相对清淡的饮食，这对维持健康体重也非常有益。

饮食中过重的调味往往是高盐所致，高盐带来的危害是多方面的，包括高血压、糖尿病、肾脏疾病、心血管疾病等。另外，就是增加肥胖的风险。有相关研究显示，高盐饮食会增加人对高脂肪食物的食欲，以及增加总进食量，长期高盐饮食会积累过剩能量。

值得注意的是，盐值并非都来自直观可见的白色食用盐，各色菜肴美食中还有很多隐形盐，使食物总盐量远远超过人体的需求量。相关调查显示，我国北方人每天的人均摄盐量达 13 克以上，而膳食指南的推荐量是每人每天不超过 5 克。

我们一起寻觅一下隐形盐的藏身之处，比如酱油、醋、酱料、鸡精、味精、蚝油等各种调味料中。除此之外，面包、挂面、方便面、薯片、奶酪等包装食品中也含有很高的盐分。高盐饮食的危害主要来自钠的过量摄入。所以除了以上加了含钠食盐的调味料和食物，还要关注一些食品添加剂中所含的钠，比如碳酸氢钠（小苏打）、谷氨酸钠（味精）、苯甲酸钠、碳酸钠等。综合以上情况，在整体饮食中钠盐的累加量算起来很可观。

如表 3-1，一起认识一些常见的高盐食物。

表 3-1　常见高盐（高钠）食品表（每 100 克）

食物名称	钠含量 / 毫克	相当于盐含量 / 克
面包（均值）	230.4	0.59
咸面包	526.0	1.34
薯片（烧烤味）	508.6	1.29
豆腐干	690.2	1.75
龙须面	711.2	1.81
九制话梅	958.0	2.43
方便面	1144.0	2.91
蟹足棒	1242.0	3.15
海苔	1599.1	4.06

续表

食物名称	钠含量 / 毫克	相当于盐含量 / 克
低脂奶酪	1684.8	4.28
咸鸭蛋	2706.1	6.87
腐乳（红）（酱豆腐）	3091.0	7.85
萝卜干	4203.0	10.68
榨菜	4252.6	10.8

资料来源：《中国食物成分表标准版》（第 6 版第二册），2019 年；《中国食物成分表标准版》（第 6 版第一册），2018 年。
注：1 克食盐≈400 毫克钠，1 克钠≈2.5 克食盐。

除了识别隐形盐并注意减少摄入，还要掌握日常饮食和烹调时控盐的方法。

含盐的各种调料同时入菜时，总量减少，控制钠总量不超标。

菜肴即将出锅前再放盐，这样即可以满足舌尖上味觉的满足感，又可以减少盐的总量摄入。

用具有天然鲜香味道的食材或调料代替部分高盐调料，既减少了盐量，又增加了食物多样性和营养种类的摄入。如番茄、香菇、海带、香菜、洋葱等特殊风味或提鲜食材。

在外就餐或点外卖，避不开高盐菜肴时，可以用清水涮一涮再入口，去除部分盐和油脂。

减盐的清淡饮食应该成为日常的饮食习惯，从重口味向清淡口味过渡可以通过逐渐减盐适应来实现，坚持下来，体重、肾脏和心血管等诸多方面都会得到改善。

进餐顺序与减肥有关系吗

减肥与食物能量的摄入及膳食结构的合理性有关，近年来多项研究发现，进餐顺序也与体重控制有相关性。

糖脂摄入及其代谢、血糖在餐后的升高情况都与体重有关。这里就要关注到膳食纤维的摄入，膳食纤维主要来源于蔬菜、全谷类、杂豆和薯类食物。

在进餐时，先吃蔬菜，再吃肉，最后吃主食的进餐顺序，对餐后血糖和体重的控制有积极作用，这在多项糖尿病研究中得到证实。

先吃蔬菜，增加咀嚼时间，胃肠得到进食信号，开始逐一启动消化食物的准备，尤其要先调动消化脂肪和蛋白质的相关工作，在吃蔬菜的过程中，胃肠负担不会马上增大，在做好多重准备后，我们再开始进食含蛋白质和脂肪的肉类，这时消化功能稳步运行，既可很好地消化吸收营养，又可保护消化器官。

此时，蔬菜中的膳食纤维起到了之前提到的多方面减肥作用。第一，饱腹感较强，减少了因饥饿感亟须满足而快速大量进食，有助于控制进食量，从而减少能量过多摄入，饱腹感持续时间也较长，从而减少了总进食量；第二，膳食纤维有包裹糖、脂的作用，有助于减少胃肠中糖类和脂肪的消化吸收，并能促进其排出，降低糖类、脂肪带来的高能量摄入；第三，膳食纤维使整体食物消化吸收减慢，帮助餐后血糖的控制，减少胰岛素大量分泌和工作，这样控制了脂肪的合成和存储量。

吃过蔬菜、肉类后，最后主食上场，此时胃部空间已不多，碳水化合物的摄入不会过量，且在血糖生成的速度和峰值方面都会有所控制、减缓，减少了脂肪的合成和存储。

了解了这样一个过程，在日常实践中，我们可以在饮食习惯上做一些调整。如餐前半小时左右喝半杯水或小半碗无油清汤，然后吃蔬菜，以膳食纤维较丰富的绿叶菜为主，配以其他多种深色蔬菜。菌类和藻类蔬菜中非水溶性膳食纤维较多，也是很好的蔬菜种类。淀粉多的和根茎类蔬菜，如南瓜、豌豆、蚕豆、山药、土豆、胡萝卜等，可以放在进餐最后代替部分主食来食用，营养丰富、血糖生成指数（GI）较精白米面要低。肉类以瘦肉为主，主要提供优质蛋白质、B 族维生素和多种矿物质，也有延缓血糖上升峰值和速度的作用，饱腹感也很好。

最后吃主食，粗细搭配，全谷类、杂豆和薯类占到全部主食的1/2 ～ 1/3。如果接受不了单独吃主食，可以留出部分菜、肉与主食混合食用，也有助于血糖控制。

总之，调整进餐顺序，先吃菜，再吃肉，最后吃主食，从细节和习惯进行控制，有助于管理好血糖和体重。

每餐饮食并非越少越好

减肥要少吃，这里的“少”，不是盲目的少吃挨饿，而是减少能量的“少”。但吃得少，更要注意饮食结构合理，营养不能少。那么减肥餐每餐该吃多少呢？

按《中国居民膳食营养素参考摄入量》每天轻体力劳动正常成年男性应摄入能量 2200 千卡，女性 1800 千卡。若想保持体重，保持这个能量摄入量即可，但想减肥，就要低于这个摄入量，一般建议男性 1200 ～ 1600 千卡 / 天，女性 1000 ～ 1200 千卡 / 天。若有特殊情况需要较快减肥，可短期用 800 千卡的摄入量，但要在专业的指导和监测下进行，避免不良反应发生。

我们以平均 1200 千卡能量的饮食为例，按早、中、晚餐的常用比例 3 : 4 : 3 进行能量分配，即早餐和晚餐各 360 千卡，午餐 480 千卡。

把不同食物按90千卡的热量分成份，它们所含的重量、蛋白质、碳水化合物等都不同，但是只要确定好了一餐的总能量，算好需要多少份食物，就可以按种类的多样合理搭配进行组合。这里提到的份数具体可见表3-2。

以480千卡能量的一顿午餐为例，可以用食物交换份组合成以下的一餐内容和数量：

2份主食：杂粮饭（红豆25克+大米25克）；

半份蔬菜：香菇油菜（泡发香菇50克+油菜100克）；

1份肉：红黄椒炒牛柳（红椒黄椒100克+牛柳50克）；

1份豆制品：紫菜豆腐汤（干紫菜3克+北豆腐75克）；

约1份植物油：橄榄油8克或15粒花生。

表3-2 常用食物交换份表（克/份）

种类	蛋白质	脂肪	碳水	食物重量
1份谷薯类	2	0	20	大米/小米/糯米/薏米/高粱米/玉米面/玉米渣/燕麦片25克 面粉/米粉/混合面/荞麦面/莜麦面/苦荞面25克 挂面/龙须面/干粉条25克 苏打饼干25克 绿豆/红豆/芸豆/干莲子25克 馒头/烧饼/烙饼/面包/窝头/生面条/魔芋面条35克 马铃薯100克=鲜玉米（1根带棒心）200克 山药/藕/芋头/荸荠/150克 毛豆/鲜豌豆70克

续表

<table>
<tr><th>种类</th><th>蛋白质</th><th>脂肪</th><th>碳水</th><th colspan="2">食物重量</th></tr>
<tr><td rowspan="2">1 份蔬菜</td><td rowspan="2">5</td><td rowspan="2">0</td><td rowspan="2">17</td><td>适宜吃</td><td>大白菜 / 圆白菜 / 菠菜 / 油菜 / 韭菜 / 茴香 / 芹菜 / 西葫芦 / 西红柿 / 冬瓜 / 苦瓜 / 茄子 / 黄瓜 / 丝瓜 / 苋菜 / 绿豆芽 / 鲜蘑 500 克
白萝卜 / 青椒 / 茭白 / 冬笋 400 克</td></tr>
<tr><td>不适宜吃</td><td>菜花 / 南瓜 / 倭瓜 350 克 = 扁豆 / 鲜豇豆 / 洋葱 / 蒜薹 250 克
胡萝卜 200 克 = 百合 50 克</td></tr>
<tr><td>1 份肉 / 蛋 / 鱼类</td><td>9</td><td>6</td><td>0</td><td colspan="2">瘦肉（猪、牛、羊、鸡、鸭、鹅肉）50 克 = 鱼 / 虾 80 克
鸡蛋 / 鸭蛋 / 松花蛋 1 个 = 鹌鹑蛋 6 个 = 鸡蛋清 150 克
水浸鱿鱼 100 克 = 水浸海参 350 克</td></tr>
<tr><td>1 份豆类</td><td>9</td><td>4</td><td>4</td><td colspan="2">北豆腐 100 克
南豆腐 150 克
豆腐干 / 豆腐丝 50 克
油豆腐 30 克
大豆 / 大豆粉 25 克
腐竹 20 克
豆浆 400 克</td></tr>
<tr><td>1 份奶类</td><td>4</td><td>4</td><td>5</td><td colspan="2">牛奶 160 克 = 无糖酸奶 130 克
脱脂奶粉 25 克 = 奶粉 20 克</td></tr>
</table>

续表

种类	蛋白质	脂肪	碳水	食物重量	
1 份水果	1	0	21	优先选择	柚子 / 桃 / 猕猴桃 / 李子 / 樱桃 200 克
				适量选择	苹果 / 梨 / 柑橘 / 葡萄 200 克
				避免选择	进口 / 特产热带水果（如杧果）200 克 香蕉 / 柿子 / 鲜荔枝 150 克
1 份油脂	0	10	0	植物油 / 花生油 / 豆油 / 香油 / 玉米油 / 菜籽油 / 色拉油 10 克（1 汤匙） 西瓜子（带壳）40 克 葵花子（带壳）25 克 核桃 / 杏仁 / 花生米 15 克（18 粒花生米）	

注：表中“重量”为食物生重。

如何减少餐桌上的热量

食物的热量来源主要是碳水化合物、蛋白质和脂肪。其中蛋白质，尤其是优质蛋白质是减肥期要足量摄入的。不够优质的或者称其为不完全蛋白的食物种类要减少摄入，避免过多占用我们有限的胃部空间，无法起到积极作用，徒增多余热量的摄入，比如我们普遍认为的含丰富胶原蛋白的猪蹄、鸡爪等。

我们日常对碳水化合物误会最多，很多减肥者很嫌弃碳水化合物，拒绝吃主食，结果时间久了，会发现记忆力、精神状态、情绪控制力都变差。其实要控制碳水化合物带来的热量，更应注意的是碳水化合物家族中的游离糖（通俗点讲叫精制糖）的摄入。

按世界卫生组织的建议，成年人每天摄入精制糖最好不超过 25 克。1 克糖的热量是 4 千卡，25 克就是 100 千卡，但这个数量很容易超标。例如每 100 克含 5 克糖的低糖饮料，一瓶 500 毫升就已经达到这个标准，其他食物中再摄入任何精制糖都是超标。这些糖出现在饮料和甜品中时我们很容易意识到，减肥者也会注意不吃或少吃此类食物，但它也会隐藏在很多不太容易被关注的食物中，造成摄糖超标，多余的热量转化成脂肪。

一起来找一找日常餐食中隐形糖的存在：

红烧肉要经过炒糖色来增加颜色和风味，还有糖醋鱼、蜜汁肉、咕噜肉、大拌菜，都有不少糖的添加。

餐后水果、餐间的果汁都是含糖大户。

蜂蜜，很多人误认为只加蜂蜜等于没加糖，但蜂蜜也属于游离糖的一员，一样要少吃。

含糖的食物从味觉上较好判断。但另一个热量来源也要多加关注和识别，就是隐形油的问题。每克油脂产生 9 千卡的热量，比等量的碳水化合物和蛋白质热量的总和还多。虽然烹调时加入多少油可以用工具控制，但它变身后或我们在外就餐时就不容易识别和自主控制了。

例如，蔬菜沙拉被认为是健康饮食，但实际上大多数沙拉酱就是脂肪乳化的变身形式，100 克沙拉酱中含脂肪 60 ～ 80 克不等，两大勺沙拉酱拌入新鲜的蔬菜中，就几乎加进了 20 克左右的油，总热量飙升，相当于多吃一碗米饭的热量。餐厅做菜经常会在清爽的蔬菜和清蒸鱼上浇明油，使食客吃起来更香，但使得食材本身能带来的减肥和健康分值大打折扣，甚至可以评为负分。

汤品中特别受推荐的是奶白色的浓汤。人们通常感觉越浓越养生，但这个奶白色主要来自脂肪和水经过煮制后形成的脂肪微滴，也是脂肪的乳化状态，汤中的营养物质较微量，但脂肪和嘌呤却不少，几碗鲜美汤品喝下去，热量和尿酸升高的可能性都高，因此汤还是选清汤更适合减肥期饮用，荤汤尤其奶白色的浓汤就先请出餐桌吧！

水果大多是脂肪含量很低的，但近几年流行将牛油果加入餐食中，拌酸奶、做沙拉，看上去很健康又时尚，但牛油果所含热量值得重视。一颗中等大小的牛油果，可食部分约为 100 克，提供 171 千卡热量，相当于 18 ～ 20 克脂肪的热量。虽然其所含脂肪酸对健康有益，但也属于高热量食物，若要食用，要减少其他油脂的使用量，实现脂肪总量控制不超标。

以上举了几方面的实例，提示我们关注不易被发现的高热量饮食，并减少食用量，同时把控住食物总摄入量和总能量，才能更好地减肥并保持战果。

控制菜量才能少食

肥胖多与所消耗的能量有关，摄入的总能量往往与进食量相关，控制食物总量、各餐次的量和选择合理的餐食种类，都是减肥的必修课。

一组相关研究显示，实验中的肥胖组儿童表现出单餐大份额、高能量密度饮食的特点，尤其米饭、猪肉、鸡肉、冰激凌、薯片摄入量明显高于对照组，而蔬菜单餐量低于对照组。从生活观察中也会发现，肥胖者多的家庭，餐桌上的餐具普遍较大，食物单份量也较多。共同进餐时，不知不觉便吃下了高于自身需求量的食物，长此以往，积累的过剩能量便会让身体产生多方面的负面变化。

在家就餐，从备餐时就要开始注意控量，而不是一桌饭菜端上桌后再靠自控力来压抑食欲，控制进食量。此时与人性做斗争是更加痛苦的，因而成功率也大大降低。面对美食，进食者往往会暗示自己，先吃了这顿美食，下顿再说减肥。因此，日常备餐时根据对家人以往的了解，应减少三分之一的食材量，上桌前做好每个人的分餐，各吃各的单份量，做到每餐控量，减少能量摄入，控制体重。

此外，家庭就餐中还有一种情况，老人和妈妈容易出现此类问题，餐后发现盘中、碗中就剩几口食物，怕浪费或不想再存储，便干脆吃掉。最后每天每餐几口多余食物的积累足以导致肥胖的发生和减肥的失败。

举个例子，一碗米饭 116 千卡，一两鸡肉 90 千卡，以十分之一的剩米饭和半两鸡肉，也就是几小口的量为例，午餐和晚餐各吃下这样一份多余的食物。一个月下来便多出约 3396 千卡能量，每 7000 千卡的能量会让我们长出近 1000 克脂肪，这一个月的几口剩饭菜就会让我们多出近 500 克脂肪，一年下来就是近 6000 克脂肪，常年保持此类习惯的后果可想而知。

在外就餐时，先观察旁边可见菜肴的单份量，再按本桌就餐人数估量，菜式或所含食材可以多样，但总量不过量。对减肥者要注意尽量做到每份限量夹取，最好提前分好个人餐份，注意搭配好合理的种类结构，这样既满足营养需求，又有利于控量。

如果没有做到量的控制，很容易在自然进餐过程中，结构不均衡，总量超标。尤其食客在闲聊的环境中就餐时间较长，更容易聊天时夹取一口这个，吃一口那个，最后总量在无负担感的情况下，大大超标。

少做点，少点餐，少吃点，不做此类行为的积少成多，对减肥非常重要。

吃慢点更容易饱

从以往的多项调查数据，以及日常对肥胖者的观察发现，肥胖者大多进食速度比较快，如总体进餐时间短，十几分钟甚至几分钟就能吃完一顿饭，而且往往伴随狼吞虎咽，咀嚼不充分的行为习惯。

人体的饱腹感从进食开始到接收到饱腹信号，再到发出可以停止进食的神经指令，一般在 20 分钟左右。如果吃得太快，大脑接收到饱腹信息时，往往已经摄入了超过需求量的食物。若每餐如此，每天积累多余的热量，又没有通过运动充分输出代谢，最后日积月累就会堆积大量脂肪，从而走入肥胖行列。

因此，要关注并调整进食速度，把每餐时间放慢至 20 分钟左右，并做到细嚼慢咽，每口食物按不同质地区别对待，平均每口咀嚼 25 ～ 30 下。良好的习惯，不但有助于营养的吸收，还减轻了胃肠负担，对肠道环境也有长期的保护和维护作用，更重要的是，可以很有效地控制住食物摄入量和减少能量的储存。

对于一些细嫩、滑爽的食物，人们通常不做充分咀嚼，入口后很快吞咽，不但加重了胃肠负担，更加快了进食速度。比如，豆腐类豆制品虽然细嫩好吞咽，但并不易被消化；糯米类食物软糯可口，尤其趁热食用时更易吞咽，但它的 GI 在吞咽时也会更高，更要注意慢食和少食；红薯、山药类口感细腻的食物，其实所含膳食纤维较多，充分咀嚼后会减少胃肠负担和胀气的发生；避免用汤汤水水在进餐过程中送食，因其会稀释消化液、影响营养吸收，也加快了进食速度，降低咀嚼次数。

让生活节奏慢下来，从每一口食物开始，感受食物之味、生活之美，让身体更轻松、更舒适地健康起来。

减肥就要与零食断绝关系吗

一提到零食，总被认为有贬义，好像有着不健康的倾向，但其实零食的定义是除正餐外所有进食的食物，不包括饮水。按正向褒义来说，零食也叫加餐。加餐可以帮助将全天能量分多次摄入，避免由于餐次间隔久，产生强烈的饥饿感而造成的单次进餐过量。人体在极度饥饿时，会更主动偏向选择高脂、高能量的食物，并快速进食，以快速满足身体需求，这都是造成肥胖的明确因素。

肥胖者大多胃容量较大，在减肥期间不但要限制食物总量的摄入，还要照顾到不能因为经常产生饥饿感，而阻碍减肥方案的持续执行。所以，"3+2"的正餐 + 零食的方式，有助于控制单次进食量、缓解饥饿感，同时也会降低低血糖的发生概率。

零食该如何补充才有助于减肥呢？要注意以下几方面：

进食时间在两顿正餐之间。例如早餐 7:30，午餐 12:30，上午吃零食加餐的时间最好在 10:00 左右，下午在 3:00 ～ 4:00 较适宜，晚餐后不建议再有零食加餐的安排。很多减肥者晚上会安排健身，如果消耗量较大，可以在运动后适当安排加餐。

零食的进食量要严格控制。建议零食占全天总能量的 10% ～ 15%，若按全天 1200 千卡的限能量饮食，全天零食的总能量应在 120 ～ 180 千卡。如果零食安排较多，要注意从正餐中减除卡路里的摄入，实现全天总能量不超标。进行了减肥手术的减肥者，胃容量小，零食需要多分担食物量，可以在分配比例上有所增加，总原则仍是全天控制总能量不超标。

零食的选择非常重要。选低能量高营养密度的食物，要注意选低油、低糖、低盐的新鲜卫生的食物。零食可以按表 3–3 分级进行选择，注意频率和总量的控制。

表 3–3　零食分级一览表

食用建议	营养特点	食用频率	零食举例
可经常食用	低盐、低糖、低脂	每天都可适当食用	奶及奶制品：牛奶、酸奶、奶粉等； 新鲜蔬菜：西红柿、黄瓜等； 水果：苹果、梨、柑橘等； 谷薯类：煮玉米、全麦面包、红薯、土豆等； 蛋类：煮鸡蛋、鹌鹑蛋； 原味坚果：瓜子、核桃、榛子等； 豆制品：豆浆、豆腐干等

续表

食用建议	营养特点	食用频率	零食举例
限制食用	高盐、高糖、高脂	偶尔或尽量少	糖果、油炸食品、薯片、含糖饮料、鲮鱼干、盐渍食品、水果罐头、蜜饯等

常见零食误区

蔬菜干：蔬菜干香脆可口，被认为是健康的零食，但很多蔬菜干是经过油炸或者喷油烘焙而成，从配料表中可以看到油脂原料排在前几位，营养成分表中脂肪含量也很高。

非原味坚果：坚果富含蛋白质和多种营养素，每天不超量食用对健康有益，但像琥珀桃仁、盐焗腰果等非原味坚果，额外添加的糖和油脂都不少，是减肥的大敌。

包装豆干：豆腐干属于高蛋白、高钙食物，但是很多制成各种口味的包装食品小豆干后，包装中能看到豆干被油脂包裹着，能量也随着大大升高，失去了可作为减肥零食的身份。

粗粮饼干：粗粮是好的减肥食材，但做成饼干，如果感觉口感还不错，往往其中的油脂已经不低，否则很难被接受。

水果过量：新鲜的水果是健康的好零食，但果糖对血糖和减肥并不那么友好，如果减肥期间一定要吃，每天最好不超过200克，大概就一拳大小的体积，还要分次吃，尽量选择GI值低于55的水果（表3–4）。

表 3-4　常见水果 GI 表

水果名称	GI
菠萝	66
葡萄干	64
杧果	55
芭蕉	53
猕猴桃	52
香蕉	52
葡萄	43
柑	43
苹果	36
梨	36
桃	28
柚子	25
李子	24
樱桃	22

减肥期不能菜式单一

减肥餐总有很多误区和极端的形式。如只吃肉减肥法、只吃水果减肥法、蔬果减肥法，还有只用代餐产品不吃食物的减肥法。其实完全不用这么苛刻，日常的减肥方案完全可以设计出丰富美味的减肥餐。

在控制总能量、保证蛋白质充足和营养素不缺乏的前提下，减肥食谱中各类食物都可以吃出花样美味。

主食

粗细搭配，全谷类、杂豆和薯类占全部主食的 1/3 ～ 1/2。

推荐：杂粮饭——红豆米饭、土豆饭、藜麦饭。

杂粮粥——燕麦粥、杂豆八宝粥、玉米糁粥。

杂粮面食——杂粮馒头、全麦面包、荞麦面条、玉米饼、杂粮发糕。

其他主食——牛奶和面的面食、鸡蛋和面的面食、低油蔬菜饼。

肉类

选去皮的瘦肉、鱼肉等水产为先，禽类其次，畜肉适量，血尿酸高者不要选水产类，其他肉类焯水后烹调，减少嘌呤的摄入。

推荐：清蒸鱼、白灼虾、酱牛肉、炒里脊丝。

和蔬菜一起烹调的荤素菜更有助于控制肉类进食量。如黄瓜拌鸡丝、芦笋炒虾仁、青椒肉末。

蛋类

每天建议最多吃一个全蛋，血脂高者建议每周吃 4 ～ 5 个全蛋，蛋清可以适当多一些，蒸煮蛋类是保留其营养最好的烹调方式。

推荐：水煮蛋、蒸蛋羹、蛋花汤、水煮荷包蛋、菜末蛋羹、肉末蛋羹、鸡蛋面、自制蛋奶无糖布丁。

大豆类

包括黄大豆、黑大豆和青大豆，是植物性蛋白质的优质来源，血脂高者可以用大豆类代替一部分红肉类补充蛋白质。血尿酸高者要按豆制品不同的嘌呤分级进行选择。

推荐：无糖豆浆、番茄烩豆腐、菜心炒豆干、黄瓜拌豆腐丝。油豆皮和腐竹属于钙含量少，但脂肪和能量稍高的豆制品，要减少摄入频率。

奶类

脱脂奶在医学减肥的共识中得到认可，不容忽视。

推荐：脱脂奶、脱脂无糖酸奶、脱脂木糖醇酸奶、牛奶泡燕麦、自制无糖蛋奶布丁、脱脂奶和面的面食。

蔬菜类

每天500克以上的摄入量，深色要占到三分之二的比例，绿叶菜每天都要有，每周尽量把红、黄、绿、白、黑各种颜色的蔬菜吃全，可以获得多种抗氧化物质。草酸高的蔬菜要先焯水后再烹调，比如菠菜、苋菜、茭白、冬笋等。烹调方法用凉拌、焯、蒸、煮、低油炒菜。

推荐：低脂大拌菜（多种蔬菜）、白灼菜心（不淋明油），也可以与主食搭配一同制作。杂粮蒸时蔬（洗净的各种蔬菜与玉米面、豆面拌匀后蒸制，蘸低盐调味汁吃）、时蔬拌面、藜麦菜肉沙拉（低脂沙拉酱或无油调味料）、低脂菜肉馅料的主食。

以上是减肥食谱中主要食物种类的花样吃法推荐，在满足减肥食谱的原则下，开动脑筋，动起手来，也会让减肥生活丰富多彩，充满快乐和期待。

食物的个头也影响体重

减肥要控制能量摄入，食物总量的控制是其中重要一项。除了做好饮食计划、分餐和良好的饮食习惯，还有一些细节可以帮助我们既满足一定的饮食快感，又减少过多食物的摄入，这个“细节”就是要注意食物单位体积的大小。

食物个头的大小与减肥有关。很多肥胖者进食快，并且喜欢大快朵颐的吃法，虽然有进食满足感，但也大大增加了食物过量摄入的问题。

我们一起来算一算：一块50克的瘦肉，大概比女性手掌心小一些。如果是东坡肘子，用筷子扯下一块基本就够50克了。但这50克经常看到很多食客一两口便痛快吃下；如果是家常版的炖肉，通常50克肉也就是2～3块的量。对于大多数人还没过瘾，就已经吃完了一份肉的量。而在减肥期间，通常推荐在正餐中只吃1～2份的瘦肉，也就是50～100克的量，很轻松地就多吃进去100～200千卡的热量，基本相当于多吃一两碗米饭的热量。

如果把50克的肉切成肉丝或肉末入菜，既减少了每口进食量，又减慢了摄食的整体速度，还可以满足爱吃肉类减肥者的口腹之欲，提高了减肥方案的依从性。

对于荤类食物，单位体积越小越有助于减肥，但对于蔬菜就不必那么细碎了，蔬菜含膳食纤维，实现饱腹感较快、较强，单位体积适中即可，在减肥饮食中建议先吃蔬菜，再吃肉类，最后吃主食。适度的蔬菜大小，可以增加每口咀嚼次数和时间，延长整体进食时间。此外，还可以较快产生饱腹感，减少对肉类和主食的摄食欲望，从而优化膳食结构。同时也可以让整体进食时间更长，有助于控制总摄食量，减少过剩能量摄入。

大口吃菜，小口品肉，细嚼慢咽也能减肥！

这样分配三餐瘦得快

三餐四季，伴随我们的生活。那么，一日三餐该如何吃，尤其减肥期间三餐如何安排是每个人的必修课。

对于正常的成年人来说，全天的膳食按三顿正餐进行合理分配即可。一般按能量分配为：早餐占 25% ～ 30%，午餐占 30% ～ 40%，晚餐占 30% ～ 35%。对于儿童和减肥者，可以用 3+2 的餐次安排，就是除了三顿正餐外，把部分能量比例分配给加餐（零食），早、中、晚三餐的能量比例可以按 25%、35% 和 25% 分配，其他 15% 留给加餐。这样更有利于满足这两类人群的健康需求。当然，用餐时间也尽量固定，早餐时间 6:30 ～ 8:30，午餐时间 11:30 ～ 13:30，晚餐时间 18:00 ～ 20:00。

早餐是全天学习、工作、生活的开始，需要科学合理的搭配来提供能量。如果不吃早餐，会带来很多不良后果。短期影响上午的精神状态，降低思维能力和工作效率，产生饥饿感时易怒，情绪控制不佳。长期会影响胰岛功能，增加糖尿病和肥胖风险，胆结石的高发也与不吃早餐有关。早餐内容要尽量丰富，含部分粗杂粮和薯类的主食、新鲜蔬果类、肉蛋类、奶豆坚果类，至少包含其中三项才算合格的早餐。早上胰岛素分泌较旺盛，早餐中优质碳水可适量多于其他餐次，同时保证蛋白质的摄入，有助于基础代谢率的保持。

午餐承上启下，既要及时补充上午的消耗，又要为下午的需求进行储备，能量分配要高于早餐。做到荤素搭配、食物多样，动物性蛋白质摄入可略高于其他餐次。尤其午后容易困倦，有助于延缓餐后血糖上升速度的饮食更要关注，粗杂粮，尤其是杂豆类、叶类蔬菜和瘦肉可适量增加，含糖和油腻食物要尽量减少。

晚餐要稍清淡些，通常晚餐后运动量和其他能量消耗形式减少，若能量摄入较多，更易增加身体脂肪。晚餐在搭配上要减少总能量，主食稍减量，多关注全谷类和薯类的参与，蛋白质类食物中增加植物性蛋白的比例或禽类和水产等白肉来源的比例，有利于减肥和血糖、血脂的改善。

很多家庭对待晚餐的误区问题较多，一般有以下几种情况：

由于早餐和午餐较匆忙，会在晚餐犒劳自己，通常就会比较丰富，更加容易肥甘厚腻，且在放松的状态下进食，比如看电视、和家人交流，不能专注进餐，在不经意间容易摄入过多的食物及能量。

晚餐不吃主食，恐惧碳水化合物，但这样的吃法让大脑从中午到第二天早晨都没有能量的摄入，不仅对血糖控制不利，更容易造成记忆力下降，大脑工作效率降低。

不吃晚餐，认为这样可以减少能量摄入，减肥效果明显，但长此以往，导致身体代谢率下降，胰岛功能受损，得不偿失。

不吃晚餐，通常到睡前产生饥饿感忍不住吃夜宵，在饥饿时人体会主动发出指令去选择高脂高能量食物来满足身体的急需。睡前 2 小时内的进餐，尤其是高能量摄入是减肥的大敌，所以晚餐要按时按量，最好在睡前 3 ～ 4 小时之前完成。

人人适用的减肥法

限制能量、平衡膳食模式。这种饮食模式是在满足人们对营养素需求的基础上限制能量摄入，其中碳水化合物功能比例占每日总能量的 55% ～ 60%，脂肪占 25% ～ 30%，蛋白质占 15% ～ 20%，通过制造能量缺口来减轻体重、减少体脂含量。此种方法不仅安全性高，而且对延长寿命、延迟衰老相关疾病具有明确作用。

该模式可以分为两种形式：将正常进餐的能量减少三分之一；在目标摄入量的基础上减少 500 ～ 1000 大卡。

男性每天摄入 1200 ～ 1400 大卡的能量；女性每天摄入 1000 ～ 1200 大卡的能量。

限制能量、平衡膳食模式安全性高，几乎所有需要控制体重的人群都可以长期使用。方案执行时和我们日常膳食差异性不大，因为饮食的结构比较接近、容易坚持，据此规则养成好习惯也是可以受益终身的，还不易反弹。只是采用限制能量、平衡膳食模式的减肥速度比较和缓，短期之内不会有太大的体重下降，每周减少 1 ～ 2 斤是平均水平。

1500 大卡限制能量、平衡膳食饮食方案举例（以下食材均为生食重量）：

早餐：西葫芦鸡蛋饼（面粉50克、鸡蛋1个、西葫芦100克）。
牛奶 200 毫升。

午餐：青椒肉丝（青椒 150 克、瘦肉 50 克）。
炒豆芽（黄豆芽 100 克）。
米饭（大米 25 克、小米 25 克）。

晚餐：烧鸡翅（鸡翅根 3 个）。
蒜蓉空心菜（空心菜 200 克）。
红薯饭（大米 25 克、红薯 100 克）。

加餐：中等大小苹果 1 个。

每餐食材量：

每餐一拳主食、一掌瘦肉、半斤蔬菜、一勺烹调油。

注意事项：

按时进餐，规律饮食，每餐均衡营养。每天尽量吃够 12 种食物，每周达到 25 种食物。

保证充足蛋白质摄入，瘦肉、鸡蛋、牛奶、大豆中的优质蛋白都可提升饱腹感，鼓励足量摄取。

高蛋白饮食（HPD）是每日蛋白质供能比达到20%～30%，或者达到每千克体重1.5～2克的膳食模式。多项研究发现HPD与常规能量限制饮食模式相比，更能有效显著减轻体重、缩小腰围。其原理就在于蛋白质不能被人体储存，需要立即代谢和利用，在消化过程中，还能消耗大量能量。HPD可以减轻饥饿感，增加饱腹感，因此坚持起来并不困难。

HPD尚未发现对正常肾功能的不良影响，但蛋白质并不属于"清洁能源"，其分解的产物需要进行肝肾代谢，因此使用本模式需要由专业医生或营养师的评估指导，并定期监测肝肾功能。

HPD模式饮食方案举例（以下食材均为生食重量）：

早餐：全麦面包2片。

荷包蛋1个。

牛奶250毫升。

午餐：清蒸鲈鱼160克。

清炒小白菜（小白菜250克）。

燕麦饭（大米25克、燕麦25克）。

晚餐：鸡汤山药（鸡肉100克、山药100克）。

麻酱莜麦菜（莜麦菜250克、芝麻酱15克）。

煮玉米（中等大小1个）。

加餐：猕猴桃2个、脱脂牛奶250毫升。

HPD模式的另一个优势在于可更好地维持减肥成果，不易反弹。特别是当HPD结合低GI饮食，即便是自由进食，受试者的体重也不会出现反弹。

低GI饮食

吃很少还长胖？吃很饱却饿得快？问题可能就出在食物GI值上！研究表明，食物的GI值对预防糖尿病和肥胖意义重大！

GI值基于不同种类碳水化合物吸收速度不同，提出的物理学参数，可有效衡量食物引起的餐后血糖反应。吸收速度越快，GI越高。如果将50克葡萄糖的GI值定为100，那么GI=50的食物使血糖升高的程度只有葡萄糖的一半。

如图3-1所示，当GI在55以下时，可认为该食物为低GI食物；当GI在55～70时，该食物为中GI食物；当GI在70以上时，该食物为高GI食物。

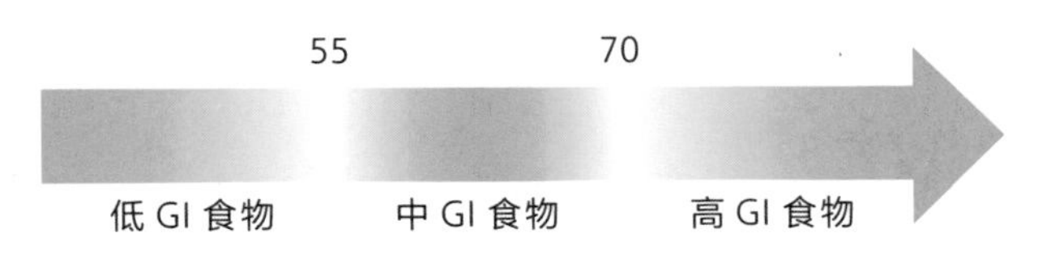

图3-1　血糖生成指数

高GI饮食——消化快、吸收快、饿得快：高GI食物迅速吸收→血糖一路飙升→刺激胰岛加紧工作大量分泌胰岛素→胰岛素迅速出动→将血糖转化为脂肪进行储存→血糖像坐过山车一样迅速下降→饥饿感随之来临→食欲难以控制→导致肥胖。

低 GI 饮食——消化慢、吸收慢、饿得慢：血糖上升缓慢→刺激释放胰岛素也较少→血糖水平稳定。

低 GI 食物在胃肠停留时间更长→饱腹感好，不会囤积过多脂肪，也不会有暴饮暴食的情形发生，当然也就不易变胖。

低 GI 饮食也就意味着餐后血糖波动小，这个特点不仅有利于保持血糖的平稳，也可以降低胰岛素应答，从而减少脂肪的合成，同时低 GI 食物还具有低能量、高膳食纤维的特点。在限制总能量的前提下，结合低 GI 饮食，不仅有利于体重的减轻，还能有效预防反弹。

GI 是对含有碳水化合物的食物的衡量标准，因此我们一般用其对主食、甜食、饮料、水果等进行划分。

哪些食物 GI 值高？

我们常吃的五谷杂粮含糖量较高，经过精细加工后就很容易被消化吸收。

经过精细加工的大米、面粉制成的精白米饭、富强粉馒头或面包等，就是高 GI 食物。添加了较多简单糖（如蔗糖、麦芽糖）的食物 GI 也较高，如含糖饮料、甜点。

有些方法可以快速降低 GI 值：

增加膳食纤维含量。精细加工的食物多是高 GI 的食物，精制过程中，食物原本自带的纤维都被处理掉了，因此更容易快速被代谢成葡萄糖。

因此，为了减慢食物的吸收速度，不妨用糙米饭、黑米、杂豆、薯类、玉米等代替白米饭，用全麦面包代替白面包，都可以增加食物中的膳食纤维含量。我们在选择食品的时候还要注意营养标签，配料表中低聚木糖、低聚果糖、葡聚糖、果胶、菊粉等都属于有益健康的膳食纤维。

所有鱼、肉类都属于低 GI 食物，其中的蛋白质还可以延缓食物中碳水化合物的吸收速度，从而有效抑制血糖上升，而蔬菜则是最常见的膳食纤维来源之一，因此改变进餐顺序可有效降低整餐的 GI 值。同时，先吃蔬菜再吃肉类还能增强饱腹感，降低所摄入的热量，更有助于减肥。

混合膳食中不同膳食成分对 GI 的影响如图 3-2 所示。

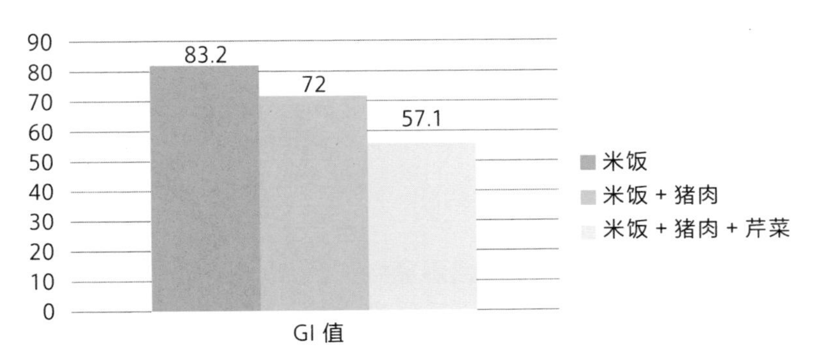

图 3-2　混合膳食中不同膳食成分对 GI 的影响

食不厌“粗”，简单就好。食物颗粒越小加工越细，越容易被吸收，烹调时间越长，升糖作用也越大，食物的 GI 也越高。比如水果榨成果汁后的 GI 值高于整个水果，大米熬成稠粥或打成米浆的 GI 值，高于米饭。因此对减肥者而言，吃水果不光要控量，更要注意吃法。能吃整颗水果就要咀嚼食用，不要榨成果汁饮用。能吃米饭、杂豆粥等整粒粮食，就要避免磨成杂粮粉，熬成米糊食用。

吃点醋，吃点酸。食物酸度提高，会延缓胃的排空时间，而且能抑制淀粉酶活性，干扰碳水化合物的消化与吸收，从而降低食物的GI值，因此不妨在食物中添加醋、柠檬酸等酸性物质。

食物别“趁热吃”。温度不但可以改变食物的香味、口感，更能一定程度上改变食物的消化速度。土豆、米饭等含淀粉的食物会有回升的现象，口感变硬，黏度降低，本质上是淀粉结构发生了改变，不易消化的抗性淀粉含量增多，食物的 GI 值随之降低。

超过 70% 的人能够通过学会选择低 GI 食物至少减掉 5% 的体重，这个技能还有助于降低体脂率。

常用 GI 食物见表 3-5。

表 3-5　常用食物 GI 一览表

食物类	序号	食物名称	GI
糖类	1	葡萄糖	100
	2	绵白糖	84

续表

食物类	序号	食物名称	GI
糖类	3	蔗糖	65
	4	果糖	23
	5	乳糖	46
	6	麦芽糖	105
	7	蜂蜜	73
	8	胶质软糖	80
	9	巧克力	49
	10	MM 巧克力	32
	11	方糖	65
谷类及制品	12	小麦	41
	13	粗麦粉	65
	14	面条（强化蛋白质，细煮）	27
	15	面条（全麦粉，细）	37
	16	面条（白细，煮）	41
	17	面条（硬质小麦粉，细煮）	55
	18	线面条（实心，细）	35
	19	通心面（管状，粗）	45
	20	面条（小麦粉，硬，扁粗）	46
	21	面条（硬质小麦粉，加鸡蛋，粗）	49
	22	面条（硬质小麦粉，细）	55
	23	面条（挂面、全麦粉）	57
	24	面条（挂面、精制小麦粉）	55
	25	馒头（全麦粉）	82

续表

食物类	序号	食物名称	GI
谷类及制品	26	馒头（精制小麦粉）	85
	27	馒头（富强粉）	88
	28	烙饼	80
	29	油条	75
	30	稻麸	19
	31	米粉	54
	32	大米粥	69
	33	大米饭（籼米、糙米）	71
	34	大米饭（粳米、糙米）	78
	35	大米饭（籼米、精米）	82
	36	大米饭（粳米、精米）	90
	37	黏米饭/含直链淀粉高，煮	50
	38	黏米饭/含直链淀粉低，煮	88
	39	黑米饭	55
	40	速冻米饭	87
	41	糯米饭	87
	42	大米糯米粥	65
	43	黑米粥	42
	44	大麦（整粒，煮）	25
	45	大麦粉	66
	46	黑麦（整粒，煮）	34
	47	玉米（甜，煮）	55
	48	玉米面（粗粉，煮）	68

续表

食物类	序号	食物名称	GI
谷类及制品	49	玉米面粥	50
	50	玉米糁粥	51
	51	玉米饼	46
	52	玉米片（市售）	79
	53	玉米片（高纤维，市售）	74
	54	小米（煮）	71
	55	小米粥	60
	56	米饼	82
	57	荞麦（黄）	54
	58	荞麦面条	59
	59	荞麦面馒头	67
	60	燕麦麸	55
	61	莜麦饭（整粒）	49
	62	糜子饭（整粒）	72
	63	燕麦饭（整粒）	42
	64	燕麦片粥	55
	65	即食燕麦粥	79
	66	白面包	75
	67	全麦（全麦面包）	74
	68	面包（未发酵小麦）	70
	69	印度卷饼	62
	70	薄煎饼（美式）	52
	71	意大利面（精制面粉）	49

续表

食物类	序号	食物名称	GI
谷类及制品	72	意大利面（全麦）	48
	73	乌冬面	55
	74	饼干（小麦片）	69
薯类、淀粉及制品	75	马铃薯	62
	76	马铃薯（煮）	66
	77	马铃薯（烤）	60
	78	马铃薯（蒸）	65
	79	马铃薯（用微波炉烤）	82
	80	马铃薯（烧烤，无油脂）	85
	81	马铃薯泥	87
	82	马铃薯粉条	13.6
	83	马铃薯片（油炸）	60
	84	炸薯条	60
	85	甘薯（山芋）	54
	86	甘薯（红，煮）	77
	87	藕粉	33
	88	红薯粉	35
	89	粉丝汤（豌豆）	32
豆类及制品	90	黄豆（浸泡）	18
	91	黄豆（罐头）	14
	92	黄豆挂面（有面粉）	67
	93	豆腐（炖）	32
	94	豆腐（冻）	22

续表

食物类	序号	食物名称	GI
豆类及制品	95	豆腐干	24
	96	绿豆	27
	97	绿豆挂面	33
	98	蚕豆（五香）	17
	99	扁豆	38
	100	扁豆（红，小）	26
	101	扁豆（绿，小）	30
	102	扁豆（绿，小，罐头）	52
	103	小扁豆汤（罐头）	44
	104	利马豆（棉豆）	31
	105	利马豆（加 5 克蔗糖）	30
	106	利马豆（加 10 克蔗糖）	31
	107	利马豆（嫩，冷冻）	32
	108	鹰嘴豆	33
	109	鹰嘴豆（罐头）	42
	110	咖喱鹰嘴豆（罐头）	41
	111	青刀豆	39
	112	青刀豆（罐头）	45
	113	豌豆	42
	114	黑马诺豆	46
	115	黑豆汤	46
	116	四季豆	27
	117	四季豆（高压处理）	34

续表

食物类	序号	食物名称	GI
豆类及制品	118	四季豆（罐头）	52
	119	芸豆	24
蔬菜类	120	甜菜	64
	121	胡萝卜（金笋）	71
	122	南瓜（倭瓜、番瓜）	75
	123	麝香瓜	65
	124	山药（薯茄）	51
	125	雪魔芋	17
	126	芋头（蒸芋头、毛芋）	48
	127	朝鲜笋	15
	128	芦笋	15
	129	绿菜花	15
	130	菜花	15
	131	芹菜	15
	132	黄瓜	15
	133	茄子	15
	134	鲜青豆	15
	135	莴笋（各种类型）	15
	136	生菜	15
	137	青椒	15
	138	西红柿	15
	139	菠菜	15
	140	胡萝卜（煮）	39

续表

食物类	序号	食物名称	GI
水果类及制品	141	苹果	36
	142	梨	36
	143	桃	28
	144	桃（罐头，含果汁）	30
	145	桃（罐头，含糖浓度低）	52
	146	桃（罐头，含糖浓度高）	58
	147	杏干	31
	148	杏罐头，含淡味果汁	64
	149	李子	24
	150	樱桃	22
	151	葡萄	43
	152	葡萄干	64
	153	葡萄（淡黄色，小，无核）	56
	154	猕猴桃	52
	155	柑（橘子）	43
	156	柚子	25
	157	巴婆果	58
	158	菠萝	66
	159	杧果	55
	160	芭蕉（甘蕉、板蕉）	53
	161	香蕉	52
	162	香蕉（生）	30
	163	西瓜	72

续表

食物类	序号	食物名称	GI
水果类及制品	164	哈密瓜	70
	165	枣	42
	166	草莓酱（果冻）	49
种子类	167	花生	14
	168	腰果	25
乳及乳制品	169	牛奶	27.6
	170	牛奶（加糖和巧克力）	34
	171	牛奶（加人工甜味剂和巧克力）	24
	172	全脂牛奶	27
	173	脱脂牛奶	32
	174	低脂奶粉	11.9
	175	降糖奶粉	26
	176	老年奶粉	40
	177	克糖奶粉	47.6
	178	酸奶（加糖）	48
	179	酸乳酪（普通）	36
	180	酸乳酪（低脂）	33
	181	酸乳酪（低脂，加人工甜味剂）	14
	182	豆奶	19
	183	冰激凌（低脂）	50
	184	酸奶（水果）	41
	185	豆奶	34

续表

食物类	序号	食物名称	GI
速食食品	186	大米（即食，煮 1 分钟）	46
	187	大米（即食，煮 6 分钟）	87
	188	小麦片	69
	189	燕麦片（混合）	83
	190	荞麦方便面	53
	191	即食羹	69
	192	营养饼	66
	196	比萨饼（含乳酪）	60
	197	汉堡包	61
	198	白面包	88
	199	面包（全麦粉）	69
	200	面包（粗面粉）	64
	201	面包（黑麦粉）	65
	202	面包（小麦粉，高纤维）	68
	203	面包（小麦粉，去面筋）	70
	204	面包（小麦粉，含水果干）	47
	205	面包（50% ～ 80% 碎小麦粒）	52
	206	面包（75% ～ 80% 大麦粒）	34
	207	面包（50% 大麦粒）	46
	208	面包（80% ～ 100% 大麦粉）	66
	209	面包（黑麦粒）	50
	210	面包（45% ～ 50% 燕麦麸）	47
	211	面包（80% 燕麦粒）	65

续表

食物类	序号	食物名称	GI
速食食品	212	面包（混合谷物）	45
	213	新月形面包	67
	214	棍子面包	90
	215	燕麦粗粉饼干	55
	216	油酥脆饼干	64
	217	高纤维黑麦薄脆饼干	65
	218	竹芋粉饼干	66
	219	小麦饼干	70
	220	苏打饼干	72
	221	格雷厄姆华饼干	74
	222	华夫饼干	76
	223	香草华夫饼干	77
	224	膨化薄脆饼干	81
	225	闲趣饼干（达能）	47
	226	牛奶香脆饼干（达能）	39
	227	酥皮糕点	59
	228	爆玉米花	55
饮料类	229	苹果汁	41
	230	水蜜桃汁	33
	231	巴梨汁（罐头）	44
	232	菠萝汁（不加糖）	46
	233	柚子果汁（不加糖）	48
	234	橙汁（纯果汁）	50

续表

食物类	序号	食物名称	GI
饮料类	235	橘子汁	57
	236	可乐饮料	40
	237	芬达软饮料	68
	238	啤酒（澳大利亚产）	66
	239	冰激凌（全脂）	61
	240	冰激凌（低脂）	50
混合膳及其他	241	馒头 + 芹菜炒鸡蛋	49
	242	馒头 + 酱牛肉	49
	243	馒头 + 黄油	68
	244	饼 + 鸡蛋炒木耳	48
	245	饺子（三鲜）	28
	246	包子（芹菜猪肉）	39
	247	硬质小麦粉肉馅馄饨	39
	248	牛肉面	89
	249	米饭 + 鱼	37
	250	米饭 + 芹菜炒猪肉	57
	251	米饭 + 炒蒜苗	58
	252	米饭 + 蒜苗炒鸡蛋	68
	253	米饭 + 红烧猪肉	73
	254	玉米粉加入人造黄油（煮）	69
	255	猪肉炖粉条	17
	256	西红柿汤	38
	257	二合面窝头 / 玉米面 + 面粉	65

续表

食物类	序号	食物名称	GI
混合膳及其他	258	牛奶蛋糊 / 牛奶 + 淀粉 + 糖	43
	259	黑五类粉	58

数据来源:《中国食物成分表标准版》(第 6 版第一册)。

低碳水饮食

不少人一说减肥，首先牺牲掉的食物就是主食，但你有没有想过几十年前，国民生活水平还不高，中国人用大碗吃饭，胖人很少见。如今饭吃得越来越少，中国肥胖率反而越来越高。西方饮食模式中，主食比例非常有限，肥胖率却远高于粮谷类摄入量较多的东南亚国家。由此可见，吃主食并非导致肥胖的绝对因素，不吃主食也并不意味着可以减肥。

主食能减肥的言论出于何处呢?

21 世纪初，一些研究发现低碳水化合物饮食能够较快地降低体重，只要不吃主食就可以减肥。但其长期的安全性和有效性有待进一步研究。常规的低碳水化合物饮食并非不吃主食，而是将碳水化合物的供能比由常规的 50% ～ 65% 下调至 40%(图 3–3)，即便如此，对于生长发育期的儿童和青少年也不推荐长期执行。对于更加极端的极低碳水化合物饮食和生酮饮食更需要在专业医生及营养师的指导下使用。

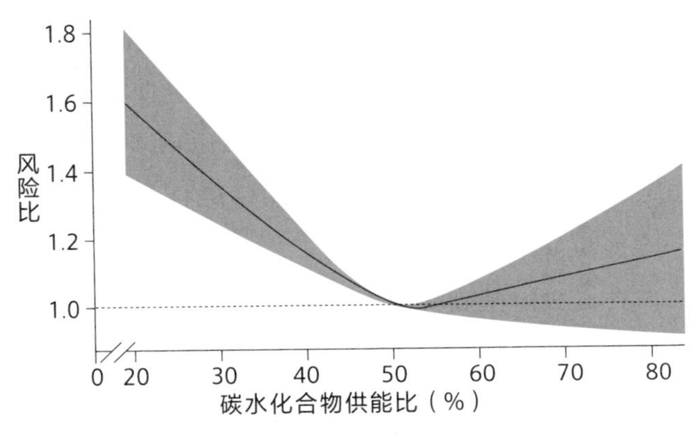

图 3-3　碳水化合物供能比

长期低碳水（ < 40%）会增加死亡风险

不吃主食，小心这些麻烦找上门：

1. 脑力降低，脾气变差。碳水化合物是大脑唯一的能量来源，研究发现大脑每天需要大约 130 克碳水化合物来维持工作，摄入不够会头晕乏力、精神萎靡、注意力不集中、思维迟钝、脾气古怪、情绪烦躁、难以沟通。

2. 蛋白质摄入不足。多数人在不吃主食之后，仅仅增加了一点蔬菜、水果。但是在中国人的饮食结构中，一半左右的蛋白质都来源于主食，如果将主食减少，蛋白质摄入量会严重下降，自然会变得皮肤松弛暗淡，甚至导致贫血、脱发、免疫力降低、闭经等严重问题。

3. 提升慢性病风险。有些人不吃主食，却用肉类占据了主食原本的空间，形成高蛋白、高脂肪饮食模式，这会增加高尿酸血症、痛风、骨质疏松、高脂血症等疾病的患病风险。

4.减肥瓶颈难以突破。碳水化合物是能量的主要来源，缺少它就会导致人体能量不足，只能用燃烧脂肪和蛋白质的方式来补充能量。蛋白质都被消耗了，还拿什么来保护肌肉组织？肌肉含量少→基础代谢就会降低→热量消耗减少，形成易胖体质的恶性循环。主食中的碳水化合物在调解脂肪代谢过程中发挥着重要作用，摄入过少的话，还会让减肥越来越困难。

送给想吃主食又怕胖的你

流行病学研究发现，与吃精致谷物的人相比，经常吃粗粮豆类的人随着年龄的增长更容易保持体重的稳定。减肥期间要控制的是白米饭、白馒头，还有各种饼干、甜点、甜饮料这些精制碳水化合物的摄入，而非一切主食。合理选择主食，让减肥不那么辛苦，才有利于减肥大业的长久坚持。

吃同样多的碳水化合物，同样多的能量，如果把主食部分替换成豆类、粗粮和薯类可以大大提高饱腹感，让人吃了之后好几个小时都不觉得饿。

喝一大碗白米粥，2 小时都不到就会饿；而喝同样一大碗红豆加燕麦煮的粥，粮食重量一样，4 个小时都不会觉得饿。

吃一个 100 克白面粉做的白馒头，根本不觉得饱；而吃一个 80 克全麦粉做的全麦馒头，饱感会比 100 克面粉做的白馒头更强。

从营养素角度来说，吃这些豆类、粗粮做的主食，按同样多碳水化合物量来计算，所含的维生素 B_1、B_2、钾、镁等营养素，都是白米饭的好几倍。

减肥期间主食“优等生”

减肥主食优等生：

第一类：红豆、绿豆、鹰嘴豆、芸豆、蚕豆、青豆等淀粉豆类。

富含膳食纤维，饱腹感强，消化时间长，血糖的影响非常平缓。如果不放糖调味，不经研磨打碎，想吃过量都很困难。

第二类：燕麦、藜麦、荞麦、黑米、小米等粗粮。

粗粮好吃吗？不少人会摇头，口感粗糙，刺嗓子眼儿。确实粗粮未经精制，基本上保留了粮食从种皮到胚乳、胚芽的完整结构，膳食纤维含量丰富，饱腹感远超精米白面，维生素和矿物质也是精制谷物的数倍。

第三类：土豆、山药、芋头、红薯、紫薯等淀粉类根茎。

薯类含水量丰富，通常热量只有谷物杂豆的四分之一，而且还含有干粮食中没有的维生素 C，含钾量丰富，膳食纤维突出，饱腹感极佳。烹调时需要注意，要采用蒸煮炖的方法加工，不要加油，这样才能起到减肥的效果。如果把薯类当蔬菜或零食，增肥无疑！

粗杂粮吃多少还要看个人的消化能力，从少到多逐步适应。粗杂粮比例占主食总量的 30% ～ 50% 为宜。

减肥期间主食“差等生”

需要少吃的主食：

精制面食：白馒头、白面花卷、白面包、烙饼、白面饺子、白面包子等。

精制大米制品：白米饭、白米粥、米粉等。

糯米制品：年糕、米粉、糯米团等。

精制淀粉制品：凉皮、粉丝、粉条。

这些主食饱腹感较低，维生素含量比较少，GI 高，会造成餐后血糖飙升，既不利于平稳血糖，也不利于控制食欲，适合与粗粮杂豆进行搭配，提升营养价值，增强饱腹感。

需要避免的主食：

馅饼类：肉类入馅往往需要肥瘦搭配，即便是蔬菜素馅，也需要加入食用油来增加口感。再加上加热时还需要锅内加入底油让外皮酥脆，油脂含量自然很高。

炒饭、炒饼、炒面：主食质地蓬松特别善于吸油，主食在油脂的加持下芳香扑鼻，油汪汪的令人食欲大增。米饭摇身一变成为炒饭后，热量瞬时飙升 1.6 倍，真是不利于减肥。

手抓饼、鸡蛋灌饼：很多人的早餐都会在街边的早餐店买上一个鸡蛋灌饼，口感香脆，里边还加了鸡蛋、生菜叶，给人感觉营养又健康。但是鸡蛋灌饼之所以起酥，是因为制作的过程中加入了大量的油，这样饼才能分层鼓泡，才能把鸡蛋灌进去。加了油、盐、糖的主食都会促进食欲，不仅含有较高的能量，而且维生素和矿物质含量低，都是减肥的大忌。

间歇性能量限制（IER）

IER，或者叫时间限制进食法，是指一天当中有一段时间不吃，或是一周当中有几天不吃的饮食方法。比如每一天都有 14 ～ 18 个小时不吃，或是现在比较流行的 5+2 轻断食，一周有两天吃得比较少。减肥原理也是利用在少吃的时间段打造能量缺口，从而起到减肥的作用。IER 的减肥速度与限制能量、均衡膳食模式相当，但对于糖尿病患者须调整药物使用，避免低血糖风险。

下面以目前比较常用的 5+2 IER 来为大家进行举例，这个目前是在所有的人群当中比较流行的方法，在我的门诊也经常有患者来问：这个方法我能不能用？这个方法当然可以用，我们选不连续的两天，比如周一和周四，周二和周五，这两天作为轻断日：

•5+2 轻断食

五天正常餐 1500 大卡

早餐：燕麦 50 克，煮鸡蛋一个，无糖豆浆一杯，拌蔬菜 100 克。

加餐：水果 200 克。

午餐：杂粮发糕 70 克，蔬菜 350 克，瘦肉 50 克，豆腐 100 克，油 10 克。

晚餐：煮玉米 400 克，蔬菜 300 克，清蒸鱼 80 克，油 10 克。

间隔 2 天轻断食 600 大卡

早餐：减脂牛奶一盒，煮鸡蛋一个。

中餐：杂粮米饭半碗（130 克），瘦肉 50 克，蔬菜 300 克，油 5 克。

晚餐：大拌菜 300 克，加蛋清一个。

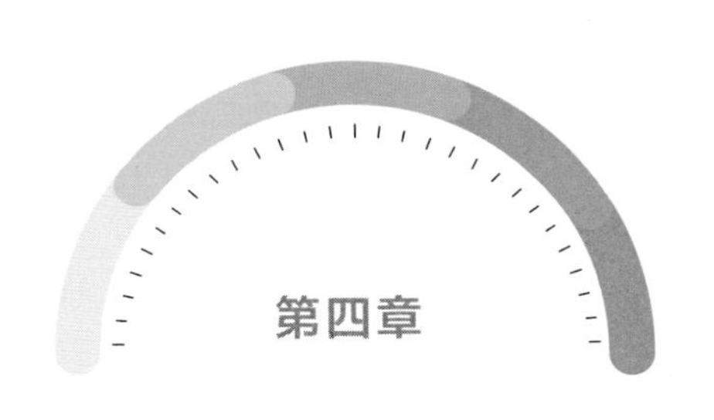

第四章

生活方式减肥：运动减肥也有窍门

有氧运动和无氧运动究竟哪个才对

快走、慢跑、骑行、健身操、广场舞、自身体重训练、自由重量训练、器械训练、乒乓球、羽毛球、网球、篮球、足球……各种各样的运动方式与运动项目似乎无穷无尽，是否令你应接不暇、手足无措呢？

实际上，形式各样的体育运动，都可以按照其背后的主要供能方式进行分类。我们经常在各类媒体上听到的“有氧运动”“无氧运动”，就是按照供能方式的分类方法对运动进行区分。了解什么是“有氧运动”和“无氧运动”，对于增进体育运动的认知与科学健身都很有必要。接下来我们就具体介绍一下这两个概念。

人体的运动需要消耗能量。亿万年的进化，造就了人体复杂而精密的能量供应系统。为适应人体在各类场景下的活动需求，人体会在不同情况下启用不同的供能系统。就好像油电混合动力汽车，在启动和低速行驶阶段使用电力供能，在高速行驶阶段使用汽油供能，以实现更高的能量利用效率。

简单来说，人体有两套供能系统，一套为有氧供能系统，另一套为无氧供能系统。有氧供能系统，主导人体在静息状态及中低强度活动时（如步行、慢跑等）的能量供应。它主要以体内的糖类、脂肪和小部分蛋白质，辅以部分能量代谢的中间产物（如乳酸、酮体等）为“燃料”。在氧气的参与下，通过将上述“燃料”充分“燃烧”，即通过生物氧化过程生成水和二氧化碳，来供应机体所需的能量。无氧供能系统则主导人体在剧烈运动或瞬间爆发性活动时（如冲刺、跳跃、抗阻训练等）的能量供应。它以体内的磷酸肌酸和糖类为“燃料”，不需要氧气的参与，即可将上述“燃料”转化为能量，这个反应的过程非常迅速，能够在单位时间内提供数倍于有氧供能反应产生的能量。

在各式各样的人类活动中，上述两种系统的供能方式并不是非此即彼的，而是共同合作、相辅相成的。依据身体活动在单位时间内所需能量（所谓“功率”）的不同，两种系统在机体的调节下共同参与供能，只不过所占比例不同。对外输出功率越高的活动，无氧供能系统的参与度越高。

虽然无氧供能系统在供能速率上占有优势，但是它的持续供能时间远远低于有氧供能系统的供能时间。

上文提到，磷酸肌酸和糖类是无氧供能系统“燃料”。以磷酸肌酸为“燃料”的系统称为磷酸原系统，输出功率最高，但是磷酸肌酸在体内的储量非常有限，仅可维持不到10秒的最大功率输出活动。以糖类为燃料的系统称为糖酵解系统，其输出功率低于磷酸原系统，但是持续供能时间较长，可维持2～3分钟。糖类在体内有一定的储量，但是由于糖酵解系统在供能过程中产生大量代谢产物，在短时间内，这些代谢产物在细胞内的生成速率高于其转运出细胞的速率，因而导致代谢产物在细胞中大量积累，最终引起供能反应速率下降而引起疲劳。相对而言，有氧供能系统的供能速率虽然较低，但是一方面其“燃料”供应充足，另一方面其产生的代谢产物，即水和二氧化碳，不会引起有氧供能反应速率的下降，因此有氧供能系统可维持长时间的持续活动。

对于减肥者来说，有氧运动可能是更多人的选择。虽然有氧运动在短时间内消耗的热量比无氧运动低，但是有氧运动可持续进行很长时间，所以单次运动消耗的热量总体更多。此外，有氧运动还具有改善心肺功能、血脂、血糖和高血压的功效。单次无氧运动持续的时间有限，但是可以通过间歇训练的方法反复进行多组，达到充分消耗热量的目的。无氧运动可以增加肌肉力量与质量，提高骨密度，同时也有一定的减肥功效。

根据大多数身体活动指南的建议，为保持身体健康，建议普通人每周进行150分钟中等强度或75分钟高强度的有氧运动，安排3～5天进行，并在每周内进行2次抗阻运动（无氧运动）。所以，在实际选择运动时，要将有氧运动、无氧运动充分结合，来达到更好的健身减肥效果。

什么样的运动有利于减肥

什么样的运动有利于减肥？可能是“运动减肥”这个话题下被问过次数最多的一个问题。

要回答这个问题，首先需要了解运动减肥的基本原理。当前受到最普遍认可的减肥原理基于“能量平衡模型”，即当机体摄入的能量高于支出的能量时，人就会越来越胖，反之当支出的能量高于摄入的能量时，就能够达到减肥的目的。从该理论出发，我们可以了解到，运动是为了消耗更多的热量，从而增加机体的能量支出。

实际上，只要动起来，就能比坐着或躺着消耗更多的能量。因此，从这个意义上说，结合自己每天的时间安排，尽量减少久坐少动的时间，增加身体活动的时间，就能起到增加热量消耗的作用。例如，如果通勤的距离不算太远，可以采用步行、慢跑或骑行的方式，代替开车或乘坐公共交通；在屏幕前工作时，选择站立办公，而不是坐姿办公。

梳理了自己每天的安排，在增加日常生活工作的身体活动之后，我们再来对比一下常用运动方式的减肥效果。在关于减肥的科学研究中，已证实持续性有氧运动和抗阻运动对减肥都有效。接下来我们具体介绍一下有氧运动和抗阻运动具体包含哪些运动形式，有哪些优缺点。

持续性有氧运动：这是一种公认有效的减肥方式，我们最熟悉的步行、慢跑、骑行、游泳、椭圆机、踏步机等运动方式，都是持续性有氧运动。这种运动的最大特征在于，运动强度较低或适中，可以对心血管系统、呼吸系统、骨骼肌肉系统形成适度的刺激，不易疲劳。

虽然单位时间内消耗的热量有限，但是这一类运动可持续进行较长时间，因此消耗的总热量非常可观。常有一种说法，进行有氧运动时，刚开始运动时消耗的都是体内的糖，必须持续进行 30 分钟以上脂肪才开始供能，此时才能收获减脂效果。这句话不完全正确，因为一旦开始运动，糖类、脂肪是共同参与供能的，所以即使短时间的运动也能有效地消耗热量，积少成多同样能起到减肥的作用。但是另一方面，刚开始运动时，确实是糖类的供能比例较高，脂肪的供能需要一个动员的过程，通常需要 20 ～ 30 分钟才能达到最大的脂肪氧化速率。因此，在身体条件、时间允许的前提下，尽量延长训练时间的确可以优化减肥效果。建议进行有氧运动时，尽量持续 30 分钟以上；如果条件不允许，每次运动十分钟，累积多次运动，同样也可以收获运动带来的健康收益。

抗阻运动：又称力量训练，强调对抗自身体重或外部器材施加的阻力而完成运动。有氧训练一般而言都是包含下肢运动的全身性运动，但抗阻运动更加强调动作，可以是包含下肢动作的全身抗阻运动（如硬拉），也可以是仅包含身体某个部位的局部抗阻运动（如肱二头肌弯举）。无论是全身还是局部的抗阻运动，都有一些共同特点。

首先，抗阻运动属于无氧运动，运动过程中主要以磷酸原、糖酵解系统主导供能，脂肪直接参与供能十分有限。其次，无氧运动容易疲劳，无法像持续性有氧运动那样，在较长的一段时间持续进行。

鉴于以上两点，可以得知抗阻运动中，脂肪参与供能的比例很低，而且抗阻运动受到疲劳的限制。一般而言，消耗的总能量不及持续性有氧运动。此外，抗阻运动对“小白”来说有一定的门槛，部分动作有一定的难度，在进行训练之前需要掌握一定的动作技术。

但是，抗阻运动也有很多优点。第一是抗阻运动虽然在过程中消耗的能量有限，但是在运动后的一段时间，身体在非运动状态下的代谢会加快，相较平时可消耗更多的热量。第二是抗阻运动在帮助减脂的同时，可以保持或增加身体的瘦体重，主要是保持或增加肌肉量。同等质量的肌肉，在安静状态下消耗的热量是脂肪的 3.5 倍。维持或增加身体的肌肉含量，对于提高基础代谢有着十分重要的意义。

我们在日常运动减肥的过程中，应该持续性有氧运动和抗阻运动双管齐下，这样不但可以增加运动的趣味性，也可以实现最佳的减肥效果。

足不出户也能运动减肥

现代社会快节奏、高压力的生活方式极大地挤占了人们的闲暇时间，而越来越舒适的家居环境以及各类层出不穷的视听娱乐方式，也使人们更喜欢“宅”在家中。长此以往足不出户，不但会导致身体发胖、体质下降，还可能导致抑郁、焦虑等心理问题。运动健身作为促进身心健康的一剂良方，在居家环境中也能进行，让你在家也能运动减肥。

居家环境不同于户外或健身房，有以下事项需要注意。

第一，应选择较为宽敞的区域运动，避免运动中因磕碰到周围的家具而受伤；第二，注意室内通风，保持室内的空气流动，不可在完全密闭的房间中运动；第三，不可在空腹或饱腹状态下运动，饭后 2 小时后进行运动较为合适；第四，运动前要穿着适合运动的鞋服，切忌穿拖鞋进行运动；第五，居家运动要选择合适的时间及噪声较小的运动方式，以免影响楼下邻居；第六，居家条件下没有专业人士的指导，运动时应根据自己的身体状态及掌握的运动技术量力而行。

居家运动的整体流程，与其他场景下进行运动的流程一样，包括热身环节、主运动环节和整理环节三个部分。随着当前科学技术的发展，许多原本只出现在专业健身场所的昂贵、大型的健身设备，都针对居家环境推出了可折叠、易收纳的“家庭版”，如家用走步机、跑步机、功率车、椭圆机、划船器，甚至是一些组合力量训练器械。这些器械的出现，使得具体运动形式的选择也变得多样化起来。当然，无器械或仅借助简单器械的运动形式，还是大多数人在家里进行运动时的第一选择。以下按照有氧运动和抗阻运动两个方面，介绍一下居家进行运动时的基本原则。

有氧运动：首推有氧健身操。健身操将音乐的节奏和肢体的律动结合在一起，富有趣味性，既能消耗热量、提高有氧耐力，又能锻炼全身各个关节的灵活性与协调性。现在各类视频平台、健身 App 都有很多操课的内容可供选择。

在选择操课时，首先要量力而行，大致浏览操课的动作难度以及音乐节奏，评估自己是否能够完成相应动作、跟上音乐的节奏。因为忽视自身能力，勉强进行难度过大的有氧健身操而导致损伤的例子并不鲜见。其次，考虑到室内的特殊性，健身操的活动范围不宜过大，跳跃动作不宜过多。最后，进行跳操时要注意调整呼吸节奏与音乐节奏的匹配，呼吸应有一定的深度，保证摄取足够的氧气，以满足机体消耗热量的需求。跳操时也可以用空的矿泉水瓶灌满水，手持其进行锻炼，可消耗更多的热量。

抗阻运动：可分为静力性训练和动力性训练。静力性训练适用于关节不稳定或活动范围受限的人群，运动风险较低。具体动作包括直臂支撑、平板支撑、侧桥、臀桥、靠墙静蹲等。进行锻炼时，注意不要憋气，要保持正常的呼吸。每个动作的持续时间，要根据自己的能力量力而行，要保证每次锻炼肌肉出现酸胀感，并循序渐进地增加时间。每个动作建议进行3～5组。

动力性训练能够在整个关节的活动范围都对肌肉形成刺激，更符合实际场景下完成动作的情况。具体的动作包括深蹲、平蹲、箭步蹲、硬拉、仰卧起坐、俯卧撑等。动力性练习有一定的技术要求，进行锻炼前要注意动作的细节，保证动作质量。同样，进行锻炼时不要憋气，在动作的发力阶段（向心阶段）时呼气，在动作的控制阶段（离心阶段）吸气。每个动作进行的次数，以自我感觉为准，需要进行至肌肉产生疲劳。每个动作可以进行3～5组。

居家运动赋予了居家生活的新场景，只要将健身、健康的理念深植于心，即使足不出户也能享受运动带来的乐趣。

局部减肥可行吗

“动哪儿瘦哪儿”是一个非常符合直觉的概念。想要减肚子就做卷腹、仰卧起坐，想要瘦腿就去跑步、蹬自行车，想要瘦胳膊就做俯卧撑、肱二头肌弯举。但实际上，对于局部减肥的认识，运动科学界的主流观点是“不可能”。为啥人们的直觉和科学的认识完全相反呢？接下来我们详细分析一下其中的缘由。

首先，当前最为人们普遍接受的减肥原理基于“能量平衡模型”，因此，想要减肥，一方面要调整饮食，不能无节制地摄入高热量的食物；另一方面要增加身体活动，尽可能多地消耗热量。基于以上考虑，我们在选择运动时，会优先考虑消耗热量更高的运动。那什么样的运动消耗的热量更高呢？

第一，全身大肌肉群参与的运动消耗的热量更多；第二，有一定强度，同时可以长时间进行的运动消耗的热量更多。参考这两个标准，我们就会知道，为何大多数专家、指南在推荐减肥的运动时，首推诸如快走、慢跑之类的有氧运动了。反观上文提到的卷腹、仰卧起坐，或是俯卧撑、肱二头肌弯举，这些运动仅仅动用了身体的一小部分肌肉；此外，这些运动对肌肉刺激的强度较高，容易疲劳，无法持续地进行，因此消耗的总热量十分有限，无法起到很好的减肥效果。

其次，我们需要了解脂肪分布及脂肪是如何参与供能的相关知识。分布于皮下和内脏器官周围的脂肪组织，储存了全身最多的脂肪。此外，还有少部分的脂肪储存在肌肉、肝脏等器官组织中。

与脂肪组织中存储的脂肪相比，肌肉、肝脏等器官组织中存储的脂肪只能说是“九牛一毛”。很明显，对我们体形影响最大的，是皮下、内脏脂肪组织中的脂肪。那么脂肪组织中的脂肪在运动过程中是如何被动员，进而参与供能的呢？这个过程可分为以下几步：

第一步，脂肪组织中的脂肪在激素敏感脂肪酶的催化下生成脂肪酸。所谓激素敏感脂肪酶，是指催化脂肪分解的这种酶在不同激素影响下的活性不同。运动时，与分解代谢相关的激素分泌增多，脂肪酶的活性增高，脂肪分解速度加快。进食后，与合成代谢相关的激素分泌增多，脂肪酶的活性被抑制，脂肪分解速度减慢。

第二步，脂肪酸从脂肪组织中释放出来，进入血液开始运输过程。

第三步，当血液循环至运动中的肌群时，肌细胞从血液中摄取脂肪酸，而后脂肪酸进一步进入肌细胞内的线粒体，最终被氧化分解，释放能量。

从这个过程中我们可看出，脂肪组织内脂肪的分解，受到运动过程中分解代谢相关激素的影响，而激素作为一种信号，通过全身血液的传递，作用于全身的脂肪细胞，而非特定部位的脂肪细胞。局部运动锻炼的是局部的肌肉组织，而其消耗的能量源于血液中摄取的、由全身脂肪组织释放的脂肪酸，而非仅仅源于运动部位脂肪组织释放的脂肪酸。基于以上两点信息，我们可以知道，机体不存在所谓局部减肥的这种机制。

那我们的直觉完全不对吗？为何有些人通过局部运动，确实看上去更瘦了呢？实际上，看上去更瘦，除了减脂，也有可能是通过增加肌肉力量产生的塑形作用。

以脂肪堆积最为明显的腹部为例，为啥经常进行卷腹、仰卧起坐或是平板支撑等腹部锻炼的人，能够感觉到腹围或腰围的减少呢？这是因为通过锻炼腹部肌肉，可以使腹部更加紧实。腹部的肌肉，尤其是深层的腹横肌，是人体天然的“束带”。

肥胖人群因为腹部脂肪的过度堆积，其腹部肌肉往往被过度拉长，十分松弛。通过锻炼增加腹部肌肉的力量，可以使腹部肌肉收紧，对腰椎和腹腔内的脏器起到更好的收束、支撑作用，因此相对于无训练状态看上去“更瘦”。

综合以上信息，我们不用在能否“局部减肥”这个问题上纠结。建议以全身性、长时间的有氧运动为主，消耗脂肪，以针对某些特定部位的抗阻力量训练为辅，塑形塑身，双管齐下，收获最佳的减肥效果。

为什么运动后反而更重了

我们生活在一个“以瘦为美”的时代，减肥这个“全民话题”始终热度不减。不少人为了降低体重秤上的数字而坚持不懈地运动，日日挥汗如雨。但有时候总是事与愿违，运动了一段时间后，体重非但没有降低，反而噌噌地增加，这是为什么呢？

首先我们应该了解一下减肥的基本原理。目前最为流行的理论是“能量平衡模型”：只要你每天消耗的热量大于摄入的热量，假以时日，你就会越来越瘦。这种策略也就是我们常说的“少吃多动”。但是，这个简单的策略执行起来却并不简单。

在减肥期间，频繁称体重是很多人的常态。开始运动前称下体重，运动后马上迫不及待地再称一次，看见数字下降了不少，露出了满意的微笑。结果运动后第二天早上再次称重，发现体重非但没有降低，甚至还比之前高了一些。这是为什么呢？

需要指出运动前与运动后即刻体重的变化，主要是因为运动过程中体内水分的丢失。一次运动消耗的热量完全折算成脂肪只有几十克，而造成次日早晨体重增加的情形可能有两种。

第一，在运动的过程中，除去脂肪的消耗，也消耗了储存在骨骼肌中和肝脏中的糖原。糖原是一种多糖，在运动过后，体内与糖原合成的相关过程更加活跃，对饮食中糖类的吸收利用更加充分，而且每合成 1 克糖原需要与 3 克水结合才能储存在体内。如果饮食中摄入糖类过多，加上运动后对糖原合成的促进作用，骨骼肌、肝脏两处的糖原储量很有可能超过运动前。实际上，专业的耐力运动员正是使用类似的方法（“糖原填充法”），在大赛前提升体内的糖原储备，优化运动的能源供给。

第二，当进行自己不熟悉的运动或运动强度过大时，会造成相应骨骼肌的微损伤。这种微损伤会启动身体的炎症过程，导致肌肉的微肿胀，引起水分的滞留，造成体重的增加。

我们需要明确一下体重减轻与减肥的区别。威胁我们健康与体形最主要的“元凶”，是沉积于内脏周围与多个体表部位皮下过多的脂肪。我们减肥的主要目的，更准确地说是“减脂”。构成人体的体成分，按照不同的测试方法有着不同的分类。按照体成分测试的“金标准”双能 X 线吸收法（DEXA）

的分类，人的体重包含骨骼重量、脂肪重量以及除去以上两部分的非骨骼脂肪重量三个部分。其中非骨骼脂肪重量最主要的部分，是肌肉重量。已有的研究表明，科学的运动能够优化身体成分的构成，也就是降低脂肪含量，增加肌肉与骨质含量。当脂肪减少的重量小于增加的肌肉和骨质重量时，就会出现运动后体重反而增加的现象。因为脂肪组织的密度低于肌肉组织与骨组织的密度，所以即使体重增加，这种情况下体形也会更加紧实、更加优美。这种情况下，关注某些身体部位围度的改变（如腰围），能够更好地评价运动的效果。

减肥从来不是一件容易的事，这是由我们的基因决定的。在我们祖先生活的远古时代，食物的来源非常有限。因此在漫长的物种演化过程中，只有那些善于储存摄入热量、高效节约使用热量的个体，才能在残酷的自然选择中获胜。这种深植于我们基因之中的优势，反而在食物极大丰富的现代社会成为人们的一种负担。所以减肥是一项需要持之以恒、久久为功的系统工程。我们应该把重点从令人焦虑的体重秤上移开，从一点一滴开始，着重培养自己科学、良好的运动习惯与饮食习惯，只要持之以恒地坚持，相信你终究会收获健康强壮的身体和线条分明的体形。

运动前后可以进食吗

“三分练，七分吃”是健身圈中广为流传的一句话。对于减肥来说也同样如此，仅仅依靠运动而不注重饮食，只能事倍功半。注重饮食可以从两个层面来理解，第一个层面是吃什么，第二个层面是什么时间吃。

关于“吃什么”这个问题，各种媒体已经介绍了很多相关的内容，并且推荐了很多现成的食谱，其总体原则是在保证营养均衡的前提下，减少总热量的摄入，造成能量缺口从而达到减肥的目的。在这里我们重点关注“什么时间吃”的问题，详细讨论一下吃的“时机”对运动的影响。

如果计划运动，那么运动前的一顿正餐建议在保持总热量不变的前提下，提高碳水化合物和蛋白质的比例，减少脂肪的摄入。碳水化合物能够为接下来的运动提供更为高效优质的能量来源——糖，蛋白质可以帮助骨骼肌蛋白的合成与修复，而摄入过多的脂肪则会减慢消化速度。正餐后 1.5 ～ 2 小时内不建议运动，因为这段时间内消化系统的活动会加强，身体的血流优先供应消化系统，以促进营养物质的消化吸收。如果在这个时间段内运动，会强制将部分血流供应给参与运动的骨骼肌，导致消化系统血供不足，可能引起胃肠滞胀、消化不良。此外，如果在正餐后的较短时间内进行身体起伏较大的运动，如跑步、跳绳等，因为胃内仍有较多食物，可能会引起胃部不适。因此，建议进食正餐 1.5 ～ 2 小时后再进行运动。

临近开始运动前，一般不用刻意补充食物。因为人体内有一定的能源物质储备，尤其是对大脑正常活动至关重要的糖储备。但是，在减肥的过程中，尤其是在空腹晨练这种情景下，由于过分限制饮食内碳水化合物的摄入，再加上一晚上正常代谢的消耗，很有可能造成运动过程中低血糖的发生。

因此，为保证运动安全，可在运动之前 30 ～ 60 分钟补充低膳食纤维、易消化的富含碳水化合物的食物，如一小块面包、几块饼干、一根香蕉等，提前补充身体所需糖分。此外，如果自身没有不适宜饮用咖啡的疾病，可以考虑在运动前 60 分钟左右喝一杯黑咖啡。研究表明，咖啡能够有效提高我们运动时的兴奋性、提升耐力表现、减少疲劳感，同时还有加速代谢，增加脂肪燃烧的功效。

但是，在饮用咖啡时也有以下两方面需要注意：第一，咖啡具有利尿的作用，会促使人体排出更多的水分，因此在运动过程中需要注意补充更多的水分；第二，咖啡的兴奋作用可持续 5 ～ 6 小时，如果是在晚间进行运动，不建议饮用咖啡，以免影响睡眠，造成运动后身体恢复不佳。

运动后，体内的分解代谢相关的过程逐步减速，与合成代谢相关的过程开始活跃起来。运动后 45 分钟内，积极补充碳水化合物和蛋白质，可以有效地补充运动过程中消耗的糖原，修复运动对肌肉造成的微细损伤，并有效刺激肌肉的重建与生长。虽然在运动后 16 ～ 18 小时体内的合成作用不如运动后短时间内强大，但体内合成代谢的相关过程仍处于优势。

在减肥的过程中，也要重视减肥后机体能量与营养物质的补充，以促进身体在运动后及时恢复。我们要注意运动后的合理膳食，切不可因为过分追求减肥速度而过度节食。同样需要注意的是，运动后也不能无节制地过度饮食。运动的确可以帮助身体消耗更多的热量，但其消耗的热量通常比我们想象的少。因此，在减肥期间，运动后没有必要进行额外的膳食或零食，导致额外摄入过多的热量。以上就是关于运动前、运动后怎么吃的一些建议。减肥需要经历一个长久的过程，我们要按照正确的方法，保持足够的耐心，让自己慢慢地、健康地瘦下来。追求体重的速降，会更多地给我们的身体造成负担，对于我们的减肥目标来说，只能是“欲速而不达”。

长时间运动真的会长出大肌肉块吗

许多健身小白，尤其是女性小白，在减肥之前总会忧心忡忡，担心自己一旦开始运动，就会变得太壮，失去女性的柔美。这种担忧其实大可不必，长肌肉的难度并不亚于甩掉肥肉。你眼中的肌肉怪物，没有持之以恒的艰苦训练与严格饮食，不可能拥有如此发达的肌肉与健壮的体魄。当然，单单这么说可能还是不足以打消小白们的疑虑，接下来我们就详细介绍一下，人体的肌肉是如何增加的。

即使在不运动的安静状态下，为了维持基础的生命活动和体温，人体也会保持低水平的代谢状态。安静状态下，同等重量肌肉的代谢速率是脂肪的 3.5 倍。这就意味着，人体为了维持更多的肌肉，需要消耗更多的热量。从人类演化的角度来看，热量或者食物，在人类漫长历史的绝大多数时间里都是一种极为珍贵的资源。一直到近代工业革命之后，才逐步解决了长期以来困扰人类的食物问题。

因此，经过漫长的自然选择，人体对于热量的管理非常精细。除了尽可能多地储存摄入的热量之外，人体也会尽可能降低热量的消耗。当机体判断自身的活动不需要过多的肌肉时，相对自身活动水平多余的肌肉就会逐步萎缩，以降低多余的热量消耗。这种现象非常常见：当人体因为受伤或疾病而活动受限时，患侧肌肉相对健侧肌肉会出现明显的萎缩；宇航员在失重情况下，不需要肌肉对抗重力，全身的肌肉也会出现萎缩的现象。因此，维持肌肉，乃至增加肌肉本身，和减肥一样，本身就是一件对抗人体自然机制的事。

其次，肌肉的增加需要满足严格的条件。首要条件，就是机体的睾酮水平。

睾酮又称为雄激素，具有强大的促进蛋白质合成代谢的功能。男性的睾酮水平普遍比女性要高一个量级，这也是男性体型普遍比女性更大的原因之一。因此，相较于男性，女性想要通过运动来获得健硕的肌肉更加困难。除了起基础作用的睾酮之外，运动的类型和饮食也非常重要。

人体骨骼肌的肌纤维可分为Ⅰ型、Ⅱ型两种。Ⅰ型肌纤维收缩速度较慢，产生肌力较小，但是有氧代谢能力更强，不容易疲劳；Ⅱ型肌纤维收缩速度快，产生速度大，但是有氧代谢能力较弱，容易产生疲劳。在肌肉增大的过程中，主要以Ⅱ型肌纤维的增大为主，I 型肌纤维的增大相对较少。进行有氧运动时，机体主要调用不易疲劳的 I 型肌纤维。虽然有氧运动可以选择性地促进 I 型肌纤维的肥大，但是这种作用非常有限。

抗阻运动主要调用Ⅱ型肌纤维，再辅以充足的蛋白质摄入，才能有效促进肌肉肥大。具体地说，不同强度的抗阻训练，虽然对于肌肉增大都有一定的效果，但是研究发现，最大重复次数（RM）为 8 ～ 12 次的抗阻训练对于肌肉增大最为有效，而且需要进行至少 8 周训练才能看到明显效果。这里的"最大重复次数（RM）8 ～ 12 次"，是指尽最大努力仅能完成 8 ～ 12 次抗阻运动动作所对应的重量。

通过以上知识，我们了解到想要增肌并不容易，尤其对于女性来说。实际上，以上介绍的仅仅是与增肌相关的最基础的知识，还有诸如动作的选择、训练计划的安排等事项，都会对增肌的效果产生影响。所以，想要运动，却又害怕运动后突然变壮的朋友，请放心运动，想要长出肌肉块并非想象中那么容易。

什么强度的运动可高效减肥

各式各样的运动令人眼花缭乱，带来的运动效果也各不相同。影响运动效果的主要因素，同时也是设计运动方案或运动处方时需要考虑的主要因素，可概括为FITTVP原则。

F代表Frequency，即频率，也就是每周参与运动的次数；I代表Intensity，即强度，表示运动的费力程度，或者运动对机体的调动程度，强度的评价方式有很多种；第一个T代表Time，即进行一次运动的总时长；第二个T代表Type，即运动类型，如跑步、骑行、力量训练等；V代表Volume，由运动频率、强度和时间共同确定，一般指每周的总运动量；P代表Progression，即进阶速度，就是在适应了当前的运动方案或运动处方后，下一阶段应做出的调整幅度。

上述因素中，运动强度是制订运动方案或运动处方时首先要考虑的因素，也是决定运动效果最为关键的因素。对于不同的运动方式，当前并没有统一的评价运动强度的方法。以下将以最常见的运动方式为例，介绍几种在实际中常用的运动强度评价方法。

对于快走、跑步、骑行等常见的全身性有氧运动，我们最常听到的建议，是从低强度至中等强度运动开始，待身体逐渐适应后，可逐步增加运动强度。

这里所说的运动强度，可以用摄氧量法、心率法、谈话测试等方法来评估。摄氧量法被称为评估运动强度的“金标准”，通常在研究场景下使用。摄氧量是指人体单位体重在单位时间内消耗的氧气量。当运动由平缓逐步激烈时，人的呼吸会加深加快，从而吸入更多的氧气；心跳也会越来越快，泵血功能越来越强，从而把吸入的氧气运送至参与运动的肌群，进行有氧代谢反应以提供机体进行运动时所需的能量。

研究表明，人体的摄氧量水平，与运动的激烈程度有着很好的线性关系。在具体实践中，常通过递增负荷测试（每隔一段时间增加运动的激烈程度直至无法坚持），测得机体最大摄氧量（VO_2max），而后使用最大摄氧量的百分比（$\%VO_2max$）来评估运动的强度。按照 VO_2max 的不同取值，我们可将运动分为低强度（$< 37\%VO_2max$）、较低强度（$37\% \sim 45\%VO_2max$）、中等强度（$46\% \sim 63\%VO_2max$）、较大强度（$64\% \sim 90\%VO_2max$）、次大至最大强度（$\geq 91\%VO_2max$）

五类。

摄氧量法虽然准确，但对测试条件与设备的要求都十分严格，不便普通人在运动中使用。在运动过程中，心率与摄氧量之间存在着良好的线性关系。因此，可以使用心率代替摄氧量来评估运动强度。随着科技的发展，人们可以通过便宜的可穿戴设备方便地获取自己的心率。

与摄氧量类似，人们可以用最大心率百分比（%HRmax）来评估运动强度。对应地，可以按照 %HRmax 的不同取值，将运动分为低强度（< 57%HRmax）、较低强度（57% ~ 63%HRmax）、中等强度（64% ~ 76%HRmax）、较大强度（77% ~ 95%HRmax）、次大至最大强度（≥ 96%HRmax）五类。最大心率同样可以通过递增负荷测试获得，但在实际应用时很不方便，因此常用“220 - 年龄”这个公式来估算最大心率。需要注意，某些人群不适合使用心率来评价运动强度，如服用 β 受体阻滞剂，或是出现自主神经病变的糖尿病、心血管疾病等慢性病患者，因为这些人群的心率调节功能受损，使用心率反映运动强度并不准确。

除此之外，评估运动强度还有更为简易的方法——谈话测试。谈话测试的原理基于运动强度与呼吸活动之间的关系：随着运动的强度逐步升高，呼吸的深度首先增加，而后呼吸频率逐渐加快，以提高机体的通气量。当个体进行运动时，如果呼吸轻松平稳，可以顺畅地进行谈话甚至唱歌，说明此时的运动强度较低；如果呼吸逐步加深加快，无法完整地表述较长的句子，说明此时的运动强度中等；如果呼吸急促困难，无法进行任何语言交流，说明此时的运动强度较大。

以上罗列了常见有氧运动的强度监测方法。对于抗阻运动来说，使用每个锻炼动作的重复次数来评价运动强度更为合适。最大重复次数是指能够尽全力完成某个抗阻训练动作的最大次数。例如，一个进行卧推训练的锻炼者，40 千克的重量最多可以做 10 次，那么就说 40 千克重量对应的运动强度是 10RM。不同的 RM 对应的抗阻训练的效果不同。进行 13 ～ 20 次以上 RM 强度的抗阻训练，主要增加肌肉的耐力；进行 6 ～ 12 次 RM 强度的抗阻训练，主要增加肌肉的体积；进行 1 ～ 6 次 RM 强度的抗阻训练，主要增加肌肉的最大力量与爆发力水平。

抓住了如何监测运动强度这只“牛鼻子”，我们就打开了科学运动的大门。结合自身的身体状态，监控好每次运动的强度，通过运动来促进健康水平便指日可待。

运动时发生了低血糖怎么办

运动能够降血糖，是糖尿病管理的“三驾马车”之一，这点已经广为人知。但是，却少有人会将运动和低血糖联系到一起。我们所说的低血糖，可不是“肚子饿了”这么简单。低血糖的症状包括冷汗、心慌、颤抖、面色苍白、精力不集中、躁动、易怒等，严重者甚至还会出现昏迷等一系列严重后果。

我们有必要从血糖的来源及其作用讲起。日常饮食中的淀粉及其他糖类，经消化后变为葡萄糖被吸收入血，这是血糖的根本来源。此外，当人体在饥饿状态下，肝脏会通过肝糖原分解，并将体内的一些氨基酸转化为葡萄糖（即糖异生作用）来补充血糖，从而保持血糖浓度的稳定。

血糖的主要去路有以下三种：第一，进食后，当血液流经肝脏、骨骼肌等组织时，血糖会被相应细胞摄取，合成为糖原并储存起来；第二，部分血糖会通过中间代谢产物转化为脂肪、氨基酸等物质；第三，部分血糖直接被各类组织作为能源物质氧化利用，如骨骼肌组织、脑组织等。需要特别指出，脑组织自身储备的糖原很少，而血糖是脑组织主要的供能物质。因此大脑对低血糖非常敏感，这也是低血糖为何会引起一系列神经系统症状的主要原因。

一般来说，在正常饮食的前提下，即使早起空腹进行晨练，体内储备的糖原、血糖也可以支持机体进行较长时间的运动。但是，在当今“减肥热”的大潮下，不少人都选择过度节食的方法来限制热量的摄入。如果基本的三餐摄入的糖类过低，在此基础上又进行大运动量的健身活动，那么出现低血糖的可能性就会大大增加。为避免在运动的过程中出现低血糖，可采取以下措施：

尽量在就餐后 1.5 ～ 2 小时后进行运动，这段时间胃部食物排空，血糖比较稳定，不易发生低血糖；

在节食期间进行运动时，尤其是进行晨练时，可在运动之前 30 ～ 60 分钟吃一些富含碳水化合物的食物，如几块饼干、一根香蕉等，提前补充身体所需糖分，注意不要吃得太多，以免在运动时引起胃部不适；

在运动的过程中注意补充水分，尤其是在环境温度较高、大量出汗的情况下；

在空腹或饥饿状态下，除了提前补充少量能量外，还要注意不要进行过于剧烈的运动，应以低到中等强度的持续性有氧运动为主，运动量也不宜过大，避免身体过度疲劳。

如果在运动时出现了低血糖的症状，应采取如下措施：

立即停止运动，找一个安全的、身体能够倚靠的环境坐下；

立即补充可以快速供给糖类的食物，如一块巧克力、一小把葡萄干、150 ～ 200 毫升果汁、糖水或运动饮料；

休息 10 ～ 15 分钟后，如症状缓解，不建议继续运动，要保证规律饮食与作息；如果症状未缓解，或担心自己还会出现身体不适，建议去医院咨询医生，进行进一步检查。

想要通过过量运动和过度节食来实现体重的“速降”是不可取的，这种行为势必会损害个人的健康。我们通过运动、控制饮食来管理自己的身材，最终都是为了更加健康的身体与心灵，切不可本末倒置。

女性月经期可以运动吗

当谈及女性参与运动健身时，月经周期一定是一个绕不开的话题。

月经周期是女性特有的生理现象，这种现象与卵巢分泌激素对子宫内膜的周期性作用密切相关。一般而言，健康育龄女性的月经周期在 28 天左右。以流血的第一天作为月经周期的开始，一个完整的月经周期可分为月经期（第 1 ～ 5 天）、增生期（第 6 ～ 14 天）及分泌期（第 14 ～ 28 天）三个阶段。在激素周期性变化的调节下，女性在不同阶段表现出的特征有所不同。这三个不同的生理周期中，女性进行运动健身时应注意以下事项。

月经期阶段：血液中雌激素、孕激素下降至最低水平，在分泌期增厚的子宫内膜由于缺乏激素的支持，引起其中螺旋小动脉发生收缩、痉挛、断裂，继而引发子宫内膜功能层失去营养而剥离、出血，经阴道流出形成月经。此阶段女性的整体体能最弱，部分女性还会出现下腹部疼痛、坠胀等痛经症状。如出现了身体不适，不建议进行运动。未出现身体不适的女性，仍可进行低到中等强度的运动，但时间不宜过长。适宜的运动可以促进血液循环，改善盆腔生殖器官的血液供应，并可通过运动时腹肌与盆底肌交替地收缩、舒张，对子宫起到一定的按摩作用，促进经血的排出。

但仍须注意，这个阶段应尽力避免跳跃和腹压增大的运动，以避免对子宫刺激过大，造成经血量过多或子宫内膜移位。此外，月经期严禁游泳，因为经期过程中宫颈口处于相对开放的状态，不洁净的水进入阴道甚至子宫，可能导致阴道或盆腔炎症的发生。当在经期不得不在水中进行活动时，建议使用卫生棉条或月经杯，可以起到较好的保护作用。

增生期阶段：血液中的雌激素逐渐上升，并在排卵日（约为整个月经周期的第 14 天）前一天达到峰值，但孕激素仍整体维持在较低水平。子宫内膜在雌激素的支持下再次逐渐增厚。这个阶段女性的整体状态、运动能力处于正常水平，可结合个人即时的身体状态，正常安排各类运动即可。

分泌期阶段：处于排卵日之后与下次月经到来之前，时间较长。这个阶段可分为两部分，第一部分对应卵巢排卵后黄体的形成与成熟阶段，称为黄体期，最大特征是孕激素水平在排卵后迅速提高，并在排卵后第 5 ～ 10 天达到最大值，雌激素也在此期间达到整个月经周期的第二分泌高峰，子宫内膜在激素的作用下持续增厚。孕激素的大量分泌会引起女性基础体温的升高（0.3℃～ 0.5℃），导致整体代谢速率的加快。整体上看，女性在黄体期的基础代谢更高，即使在安静状态下也可消耗更多的热量；与此同时，这段时间女性的运动能力最强，可根据自身情况，安排一些比较有挑战性的健身计划。

分泌期的第二阶段，雌激素、孕激素逐渐下降，但子宫内膜仍在变厚并达到峰值。这个部分称为经前期，部分女性在这段时间可能会出现一系列的经前症状，如烦躁、易怒、失眠、头痛和水肿等。经前期的运动能力会逐渐下降，不宜安排剧烈的运动，可根据自我感觉，安排低到中等强度的运动计划。

需要指出的是，以上描述的一般规律，在实际情况中，某些个体可能存在不同于上述规律的差异。知晓上述规律，在运动的过程中结合自身感受及时进行调整，相信每一名女性都能在运动健身中遇到更美、更健康的自己！

慢性病肥胖人群可以运动减肥吗

肥胖是百病之源，许多慢性疾病的发生、发展都与肥胖密切相关；而规律运动不但可以促进健康，提升生活品质，还在许多慢性疾病的防治、管理中起着重要的作用。已有大量强有力的证据证明，运动与多种慢性疾病（如2型糖尿病、高血压、脂代谢紊乱、代谢综合征等）之间存在着明确的负相关关系。慢患者群通过运动减肥，从而降低身体脂肪含量，是运动防治慢病的重要机制之一。但是慢患者群相较于正常人群，其与运动相关的风险升高。因此，在运动前需要进行一些筛查，以确保提高运动带来的收益，与此同时降低运动的可能风险。

与运动相关的风险有哪些？这是慢患者群进行运动之前需要首先回答的问题。

运动带来的可能风险主要包括肌肉骨骼损伤和心血管并发

症两个方面。其中肌肉骨骼损伤是运动带来的最常见的并发症，通常与运动的类型、强度、运动前身体的状况及肌肉骨骼异常有关。与运动相关的心血管不良事件包括心源性猝死和急性心肌梗死。单看这些描述运动风险的词汇，可能让部分想要通过运动管理慢病的患者望而却步。

实际上，合理的运动能够规避绝大多数风险。以下从与运动相关的肌肉骨骼损伤和心血管事件两个方面，介绍运动风险相关的数据和规律，并介绍慢患者群如何在运动前进行自我筛查。

研究表明，运动类型和强度可能是运动引起的肌肉骨骼损伤的最重要的因素。在步行和中等强度日常体力活动中，发生肌肉骨骼损伤的风险很小；当进行跑步等活动时，与损伤相关的风险增加，但整体仍处于较低水平；当进一步参与一些对抗性的、直接接触的运动项目时，如篮球、足球、摔跤等，运动损伤的风险进一步增加，肌肉骨骼损伤发生的风险较高。

另外，对于给定的活动，体能水平越好的人，发生运动损伤的风险越低。这提示我们，在运动时要循序渐进，参加与我们体能水平相匹配的运动，不断提高自己的体能水平，从而进一步降低运动带来的损伤风险。此外，在运动之前充分进行热身，并专门学习相应的运动技术，也可以降低发生肌肉骨骼损伤的风险。

对于心血管系统正常的健康个体，在运动过程中发生心血管事件的风险很低。与安静状态相比，进行中等强度运动时发生心源性猝死和急性心肌梗死的风险仍然很低，但进行短时间剧烈运动时发生心源性猝死和急性心肌梗死的风险急剧升高。

研究表明，较大强度运动期间及运动后较短的时间内，出现心源性猝死的风险会增加 5 倍，出现急性心肌梗死的风险会增加 3.5 倍，且平日里静坐少动的个体偶尔进行不习惯的运动时发生心脏事件的风险大大增加。以上数据对比了进行较大强度运动时与安静状态下发生心脏事件的风险，看上去很吓人。

但实际上正常情况下，人群中安静状态下发生心脏事件的概率极低，因此进行较大强度运动的绝对风险仍然很低。一项研究对 21 481 名男性纵向跟踪 12 年，发现人群中平均进行 150 万次较大强度运动，才发生一次心源性猝死；另一项对 69 693 名女性纵向跟踪 18 年的研究也发现了类似的结果，发现人群中平均进行 3 650 万小时中等至较大强度的运动，才发生一次心源性猝死。以上的信息提示我们，总体而言，运动时发生心血管事件的风险高于安静状态，特别是在进行不熟悉的较大强度的运动时，但整体风险发生的概率仍然很低。因此，我们要关注运动风险，但不应过度评价运动风险，因为规律性运动带来的收益远高于运动带来的可能风险。

运动是慢病管理中的重要环节，也是慢患者群减肥的重要手段。但是部分慢患者群患心血管疾病的风险有所提高，因此在进行运动前需要进行健康筛查，并根据其结果评估是否需要进一步咨询医生。此处简要介绍运动前自我健康筛查的步骤（适用于有氧运动），以及需要进一步咨询医生的情况。

自我健康筛查可分为以下三步：第一步，确认是否有规律的运动习惯。规律的运动习惯指，在过去的3个月中有计划地、系统性地进行至少每周3天、至少30分钟的中等强度的运动；第二步，确认是否已确诊心血管疾病、代谢或肾脏疾病，或有心脏、外周血管或脑血管疾病，1型和2型糖尿病及肾脏疾病相关症状或体征；第三步，确认未来期望进行的运动强度。

对于无规律运动习惯的慢患者群，无论是否存在与疾病相关的体征与症状，均建议进一步咨询医生。在获得医生允许后，推荐进行低到中等强度的运动。

对于有规律运动习惯的慢患者群，可分以下两种情况：第一，不存在疾病相关体征与症状的，可继续进行已经习惯的中等强度的运动，如果希望进一步增大运动强度，建议进一步咨询医生；第二，仍存在疾病相关的体征与症状的，建议立即停止运动，并进一步咨询医生，在获得医生允许后可继续进行运动。

至于慢患者群通过哪些运动减肥，这个并没有特别的推荐。慢患者群与普通人群相同，减肥的过程同样要遵循“能量平衡模型”，需要通过运动尽可能多地增加热量支出。在排除可能的运动风险之后，建议慢患者群从低至中等强度的有氧运动开始（如快走、慢跑等），在体能逐渐改善之后，再适当增加抗阻运动及其他一些强度稍大的运动方式。

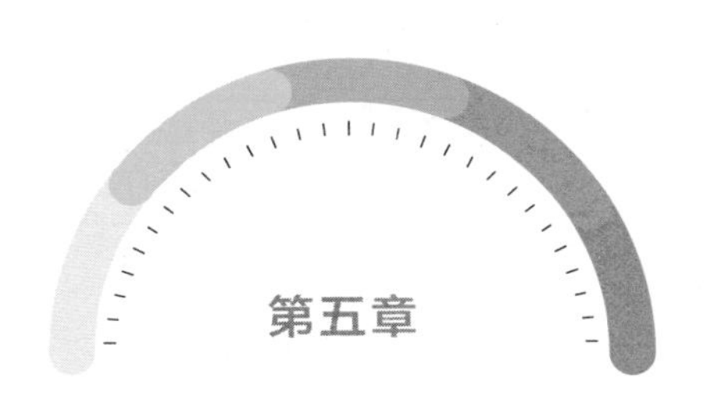

生活方式减肥：减肥前如何进行心理建设

减肥心理涉及哪些方面

首先，要合理地进食。

我们为什么吃？

第一，当然是因为饥饿。因为饿所以吃，是人类的本能和基本需求，这种需求会随着能量摄入充分而自然停止，饿了吃，饱了停，不会无休无止地进行下去。我们在长期的进化过程中，根据自身对食物摄入的需求形成了一日三餐的饮食习惯。

第二，进食可能是由于接受了外部食物信号的诱导。例如，我们路过烘焙店或面包房，嗅到了浓郁的奶油香气，随即进去买了一两种点心；在电视节目里看到某个精美的食品广告，于是也想下单尝尝；进入电影院之前，习惯性地带一桶爆米花和一杯可乐，在座位上边吃边欣赏电影。

第三，进食可能跟情绪有关，在节日、庆典、亲朋好友聚会时，我们开怀畅饮、大快朵颐，食量很可能超出日常所需。而与之相反的，如前文提到的情绪化进食，用暴饮暴食来排解一切的不舒适，如悲伤、寂寞、紧张、焦虑等。外部因素和情绪引起的进食行为属于寻求必需营养之外的非固有进食，也就是额外吃进去更多的东西，会导致过剩的脂肪堆积。

吃喝能够抵御饥饿，品尝自己喜欢的美味和新鲜食物，所以它本应当是件快乐的事情。我们对体重的担心往往源于非固有进食造成的肥胖，节食减肥会减少非固有进食，同时也禁止了基本需求中很多自己喜欢的食物，使吃丧失了愉快感。这也成了节食减肥经常失败的原因之一，吃不到自己喜欢的东西会不开心，时间长了就会偷吃或者猛吃一顿，继而产生负罪感，心情更加郁闷，需要通过大吃大喝来缓解，要么半途而废，“随他去吧”，要么在停止节食后体重迅速反弹。

所以合理进食是有讲究的：一是要合理选择食物，这当中包括了你想吃的东西，要吃得“精致”，有营养、低热量，并能增加饱腹感；二是要合理控制食量，不能吃得太撑，吃多少要达到既能控制体重又能令你基本满意；三是合理安排进餐，饮食的环境要舒适，在放松状态下就餐更利于细嚼慢咽，多给自己一些享受佳肴的时间，保证一日三餐的节律，减少不必要的进食，少吃或者不吃高热量的零食。

其次，要客观地看待身体。有相当一部分人对自己的体重和体形不满意，即对体相的负面评价。例如前面所述厌食症患者的体象障碍和对体重的焦虑，这种现象在普通人群中其实是广泛存在的，即便是微胖或 BMI 正常的人，也会认为自己超重，或者不喜欢自己身体某些部位。

对身体的负性评价与焦虑、抑郁等不良情绪以及较低的自尊心有关，并且会导致回避社交。你在镜子中看到的自己可能并不是客观实际的，有些特征可能被你的成见给夸张了。有研究表明，消极看待身体令人郁闷压抑，干扰了参与娱乐的机会，即使体重下降也不能改善一部分人对自己体相的负面认知。而相对积极地接受和喜欢自己的态度更利于持久地控制体重。

第三，要恰当地运动。寻找一个适合自己体能和条件，最好是感兴趣的运动，持之以恒。“罗马不是一天建成的”。同样，脂肪是一口一口吃出来的，减肥不是一蹴而就的事情。追求短期见效的减肥方式往往更容易反弹，例如剧烈运动、节食、服用某种减肥药物，而且短时间内体重明显下降还可能引起情绪和认知方面的不良反应，如情绪低落、疲乏、迟钝、记忆力减退。合理的减肥为每月减少 1 ～ 2 千克。

运动减肥过程中要注意几点：

尽可能搞清楚自己肥胖的原因。有些人是单纯的生理性肥胖，有些人则是由于一些疾病或药物，如内分泌疾病或者某些激素、抗精神病药物等，后者导致的体重增加可能控制起来会困难，但我们可以咨询相关专科的医生，通过科学适当的治疗调整，并结合一些运动锻炼，体重还是可以控制的。

不可急于求成，有劳无获可能是你没能将运动坚持下去的原因。将细节的改变培养成习惯是长期的过程，例如坚持一项运动。但有的时候我们改变太多，吃得更少，运动更多，喝更多的水，与以往的自己太不一样，也会因为不适应变化而放弃。运动的项目最好是自己喜欢和感兴趣的，这样更容易培养成习惯。

不要过度关注效果。有人在减肥过程中总是在反复查验，只要有机会就站在体重秤上或者镜子前审视自己。这是毫无意义的，因为这种高频率的检查并不能观察到自己的变化，相反只能把注意力都集中在你不满意的地方，再次提醒你自己有多糟糕，没有长进，而忽视了令自己满意的地方。这样做会进一步令自己沮丧，并削弱了将减肥坚持下去的动力。

每个人减肥的过程都会经历平台期。初期的运动减肥效果可能是比较明显的，但是到达一定程度后体重变化就不大了，进入了一个相对稳定的平台期，这时候对现实与预期的落差、运动的疲劳和枯燥、以往的惰性、对饮食的欲望都会导致放弃行动。因此，在这个时候需要给自己建立表格式的详细的运动计划，制定短期的运动量目标，完成小目标后适当奖励自己，会促使自己保持旺盛的动力，克服平台期的困扰，将运动坚持下去。

寻找合理的减肥动机才是坚持下去的关键

是什么使你变胖?

肥胖可能来源于几方面因素，首先是遗传。

在人类最初的生存和进化过程中，能够积累脂肪，意味着具备更好地适应艰苦自然环境的能力和更多的生存机会。在寒冷和食物匮乏的情况下，具备这种能力的人会生存下来，并繁育具有同样特征的后代，不具备这种能力的个体就可能被淘汰了。因此储存脂肪成为一种遗传能力被延续下来，孩子的体形可能随父母。基因因素影响了体形，也影响了脂肪在身体上分布的形式，是苹果形体形（脂肪分布在腹部）还是梨形（脂肪分布在髋部、臀部和大腿）。

除了遗传之外，还有文化因素以及生活环境的影响。特定的历史阶段和文化背景中，超重的男人被认为是富有、健壮和豁达开朗的，例如我们把向心性肥胖的大肚子称为“将军肚”，把弥勒佛的形象认为是“大肚能容，开口便笑”的元亨通达，体态丰腴的女人则被认为是美丽、性感和具有较强的生育能力。

在今天过度城市化和快餐文化盛行的环境中，我们疲于应付繁重的工作，奔忙于复杂的社会群体中，细嚼慢咽享受美味的机会越来越少，代之而来的是更多的狼吞虎咽，风卷残云。食物的获取变得越来越便捷，而这些食物的内容也越来越单一、标准化、高热量、油腻、个头大。

但是这不等于用宿命论来告知你，对自己的肥胖体形和减肥已经无能为力了。体重是由上述因素相互影响而决定的，基因将弹药装进枪膛，环境扣动扳机，可能还会有其他因素混杂其中。你还是可以在遗传的边界内尽可能改变其他条件，调整自己的体重。

减肥成功的前提是寻找合理的动机。我们总是说：良好的开端是成功的一半。而任何一个良好开端的前提，是我们要寻找一个恰当的动机。

行为动机源于个人的需求，你想得到什么？你要达到什么目标？美国人本主义心理学家马斯洛将人的需求由低到高划分为五个层次：生理（温饱）、安全（工作保障）、社交（友谊）、尊重、自我实现。需求的层级越低，唤起的潜能越大，促发力量越充足。低层级的需求是生存必需，而高层级需求使人得到更好的发展、进步和健康。反映在行动目标上，我们就要把宽泛、高层次的和具体的目的结合起来，近期目标越具体，就越容易促成行动，取得最终的积极结果。

这就像给一个女孩介绍对象，你问她："想找一个什么样子的男朋友呀？"如果她告诉你"人好就行""和他在一起能感觉温暖"，看似简单，可含义太深奥了，到底什么样的好才符合标准呢？但是，如果她能给出一定的具体条件，例如有稳定工作、受过一定程度的教育、相貌端正、诚实、脾气温和等，这样在帮助她寻找恋爱对象的时候，就能有针对、有参考、有取舍，能找到合适的方向，利于促成理想的婚姻。

减肥也是这样，远期高层次的需求可以有，近期具体的目标也是必要的。如果动机和预期是"我要美丽""我要更好看"，往往由于太过抽象和笼统而使行动变得盲目或者半途而废。

具体的动机和目标则是你行动起来和坚持下去的理由，更容易促成体重的有效下降，例如控制血糖和血脂，保持身体健康，预防慢性病，还能少吃药；能让以前的衣服合身，能穿漂亮的时装，有一种幸福的感觉叫"穿什么都好看"；运动的时候更灵活，跑跑跳跳像风一样自由，不会因为弯腰或者蹲起就气喘吁吁；给孩子做个榜样，让他们养成良好的生活习惯，等等。

当然减肥的最终目的是：体重正常，预防慢性代谢性疾病；形体美，增强自尊心和自信心，二者相辅相成，使我们达到"身心健康"。

什么是肥胖的不良情绪

焦虑和抑郁这两种情绪状态往往同时存在，就像手心和手背，伸手的时候一起出来。而且它们都会伴随一些身体不适，例如失眠、胃口不好、疲劳、乏力、浑身难受，所以更容易让人难以分辨。

其实，抑郁和焦虑不一样。

抑郁不只是我们字面理解的压抑和郁闷，更深层次的含义是一种生命的消沉。它的核心症状是情绪低落和快感缺失，这种感受往往指向过去，是低沉、忧郁、懊悔和否定。抑郁的人大多不会着眼未来，因为未来是渺茫的。而焦虑恰恰相反，焦虑是紧张、害怕和过分的担忧，这种担心是指向未来的。典型的例子如“杞人忧天”，不知道会发生什么，不知道什么时间发生，但就是害怕！

有人会问：“我情绪不好，是不是抑郁症了？”不一定，要看你达到了什么程度。

抑郁可以分为抑郁情绪、抑郁状态和抑郁症三个层面。

抑郁情绪、压抑、郁闷是情绪的表现，抑郁情绪是大家都会经历的，每个人都有不开心、不高兴的时候。情绪的特点，一是具备客观背景，即事出有因，例如事业上遇到挫折，生活中被家人、朋友误解等；二是具有时限性，只要不追加新的刺激，一段时间后会自然衰减，抑郁情绪经过自我调适，短时间内是可以平复的。

而抑郁状态就属于疾病状态，程度比抑郁情绪严重得多。可能事出有因，但也可能是无缘由的。核心症状有三个：

情绪低落——高兴不起来、沮丧。

兴趣减退——做事没劲头。

精力缺乏——疲劳、失去活力。

同时，抑郁状态还会伴随一些其他的不良感受，例如失眠、食欲差、消瘦、性欲减退、大脑迟钝、自责、挫败感，甚至悲观厌世。

抑郁症即抑郁障碍，抑郁症需要满足的条件较多。首先是抑郁状态的持续时间要足够长，超过2周。此外还要足够严重，严重到影响本人的社会功能和人际交往，例如不能胜任工作、完成学业、不能照顾家人、难以维系朋友，且这些影响不是其他的身体上或者精神上疾病引起的。抑郁症往往是发作性的，自然病程平均为 6 ～ 8 个月，不经过治疗是很难自己缓解的。

焦虑会表现出两组症状：一组是心理焦虑，莫名的惶惶不安；另一组是躯体焦虑，或者叫焦虑的躯体伴随症状，包括自主神经功能紊乱，如心慌、胸闷、潮热、出虚汗；肌肉紧张症状，如肌肉僵住、疼痛、难以放松、手抖、坐立不安；生物节律的改变，如失眠、早醒、食欲减退或暴饮暴食。

焦虑也同样存在着情绪、状态和障碍三个层级。情绪不好在什么情况下需要看医生呢？如果不良情绪持续的时间比较长，而且达到了一定的严重程度，如自己排解不开，影响了正常的生活质量和工作能力，此时建议可以向精神心理科医生咨询。焦虑障碍包含了多种疾病，最常见的广泛性焦虑障碍，表现为症状至少持续几个月到半年，并且影响到患者一定的社会功能。

肥胖与不良情绪是一种恶性循环

在我们的文化里，肥胖被称为“富态”。胖人被普遍认为具有衣食无忧、闲暇安逸的优越感，自然而然地性格上开朗活泼、诙谐幽默，故而常说“心宽体胖”。事实真正如此吗？其实不然，相当一部分体重超标的胖人并不那么快乐，而且时常受到不良情绪的困扰和折磨。

不良情绪也叫负性情绪，就是让我们不愉快的心情，包括焦躁、愤怒、忧郁等，最受关注的是抑郁和焦虑。许多最新的科学证据表明，肥胖和抑郁、焦虑甚至心理疾病之间并不是孤立的，而是一种双向关系，是相互联系的恶性循环。

肥胖或超重会增加抑郁的风险，反之，抑郁也会增加肥胖或超重的风险。据相关的研究统计，肥胖人群罹患抑郁症的风险比普通人群高 55%。而抑郁症人群发生肥胖的风险比普通人群高58%。美国疾病控制与预防中心（CDC）的调查显示，43%的抑郁症患者同时存在肥胖，而在一般人群中这个比例大约是三分之一。

像这种肥胖与心理障碍同时存在的情况，我们称为“共病”。

那么，究竟什么原因导致了这种双向关联的现象呢？在生理学方面，肥胖和不良情绪之间可能存在连接两者的潜在机制，包括重叠的遗传基础，过度激活的神经内分泌系统，免疫炎症，能量平衡机制的紊乱，肠道菌群失调，以及部分大脑区域的功能活动的改变等。还有一些行为和心理因素在肥胖和不良情绪的发生发展过程中起到重要作用，例如吸烟、酗酒、营养失衡、情绪化进食、睡眠不佳和久坐等行为。

胖人肢体灵活性和柔韧性差，应对精细动作或身体幅度变化大的动作如弯腰、蹲起等会吃力。同时，由于体脂含量高，能量消耗大，耐力就会下降，更容易疲劳，稍微运动就气喘吁吁。而且肥胖会使人精力不足、注意力涣散，造成主观能动性差、反应慢、慵懒呆滞、缺乏动力。体能减退会导致生活不便，对环境适应性下降，在压力下出现不良情绪，沮丧、烦躁、消极、敏感、回避社交，进一步造成运动量减少，体重增加。

同时，压力与饮食行为的改变有关，为平衡和宣泄压力下产生的紧张情绪，可能会增加进食量，甚至暴饮暴食，大约

40% 的人在压力下会增加食物摄入，尤其是富含糖和脂肪的高热量食物。有人说："世界上没有什么事情不是一顿烧烤解决不了的，如果有，那就两顿。"这就是说吃东西本应该是因为胃里空，而有些人吃东西则是因为心里空，这种饮食模式的改变被称为"情绪化进食"。

但是，吃的快感是短暂的，而胖的烦恼是永恒的。胖人可能因为身材的变化遇到尴尬的情境，如漂亮的时装穿不上，社交时被别人疏远、自尊心受挫等。肥胖还可能导致一些慢性疾病和代谢性疾病，如高血压、糖尿病、高脂血症、痛风等，造成身体的不适以及需要长期服用药物控制病情，这些都会使人产生失望和自卑的情绪。所以，胖人不都是阳光灿烂的，他们的内心也有忧郁的一面，通过减肥可以消除肥胖带来的躯体疾病隐患，同时增强身体素质和自信心，改善精神面貌。

肥胖影响睡眠

失眠往往是不良情绪的伴随症状，失眠患者中大约有一半的人存在各种心理问题。同时，失眠也和体重增加有关。

我们体内有一对相互拮抗的激素，即食欲素和瘦素。食欲素会激发对食物的需求和摄入，而瘦素会抑制食欲。失眠熬夜会刺激机体分泌更多的食欲素，同时抑制瘦素的分泌，造成第二天摄入更多的食物，尤其是高糖、高热量的食物。过高的工作压力、熬夜还会促进皮质醇的分泌，进而激发你对可口食物的欲望。有研究数据显示，睡眠时间短的成年人，肥胖和体重增加的风险是健康睡眠者的 1.55 倍。相比之下，儿童及青少年更容易受睡眠缩短影响而出现肥胖。

在失眠诱发肥胖的同时，肥胖也会诱发睡眠障碍，比较常见的是 OSAS，在肥胖患者中的 OSAS 患病率高达 60% ～ 90%。

失眠是一种临床现象，主观感受是对睡眠数量和质量的满意度不足。虽然有充足的睡眠机会，但是仍旧出现睡眠困难，如果过于频繁，每周超过3次，持续出现这种现象超过3个月，对本人的学习、工作、生活造成明确的影响，我们就将其称为睡眠障碍。

失眠的形式主要有三种：一是入睡困难，晚上上床超过20分钟还睡不着觉；二是睡眠维持困难，夜间频繁地醒来，醒后再难入睡；三是早醒，比预期的起床早醒半小时并且导致总的睡眠时间比以往减少了。

很多人对失眠的理解存在一定误区。

首先，认为睡眠障碍就是失眠，两者可以等同。之所以有这种认识，是因为失眠障碍是睡眠障碍当中最常见的一类，可能是精神科第二常见的疾病，但它不能完全代表睡眠障碍。睡眠障碍（也就是睡眠－觉醒障碍）包括多种疾病，睡不着觉是问题；睡多了、不分时间场合、无法抗拒的睡意也是问题。还有梦游、严重的打鼾，都是与睡眠障碍相关的现象。

其次，失眠不仅是成年人的病，儿童、青少年也失眠，而且比例还不小。近年来有国外的流行病学资料显示，失眠在儿童中的发生率是15%～30%，如果伴有神经系统疾病或者其他精神障碍，发生率会更高。儿童和青少年中常见的睡眠紊乱有失眠和睡眠时相延迟，后者就是我们常说的“晚上不睡觉，早晨不起床”。

失眠的原因可能是复杂和多方面的，包括生理因素、家庭社会因素和心理行为因素，即睡眠卫生习惯。

针对失眠症状首先可以采取认知行为治疗的方式，还可以辅助药物干预，但是一定要咨询专科医生的意见。在失眠的自我调节过程中，应该注意的是培养良好的睡眠卫生习惯。

首先要做到睡眠规律，养成和保持规律的作息时间：定点上床和晨起，工作日和节假日不要差异太大，一般不超过 1 个小时；避免日间无效的卧床时间，白天不要经常躺在床上打瞌睡或者休息；平时不熬夜，周末不“补觉”。

其次是要安排适当的户外体育锻炼，尤其是每天早晨进行有氧运动，接受日光照射，有利于调整生物节律，培养良好的心情和睡眠习惯。

再次就是培养良好的睡前习惯：傍晚之前不要再喝兴奋性的饮料，如茶、咖啡、可乐等；不要在晚间安排太多的娱乐活动和剧烈的体育运动，例如聚会或者夜跑；把卧室环境尽量安排得舒适、安静，温度控制到不要太热；工作尽早完成，不要加班熬到太晚，不要躺在床上看小说、听音乐、玩手机、看电视；睡前别吃得太饱。睡眠的量要足，一般成年人每天平均睡眠时间为 7 ～ 8 小时，青少年则需要 8 ～ 9 小时。对于入睡的时间没有特别的要求，不过我们的传统医学中医认为，人应当睡好“子午觉”，也就是要保证晚上 11 点之前已经处于睡眠的状态，这对保证睡眠质量很有必要。

失眠不可能短期内得到改善，需要一定的过程、需要积极的心态、必要的自律、付出努力而且有足够的耐心。

肥胖者也有进食障碍吗

前面我们曾经谈到，情绪化进食是进食行为的异常表现。而进食行为的异常可能会诱发严重的精神心理后果，即进食障碍。

进食障碍（图 5-1）是精神障碍的一类，包括损害个体进食模式和营养吸收的慢性进食问题，主要有3种：神经性厌食、神经性贪食和暴食障碍。

神经性厌食的核心症状是对体重增加的强烈恐惧和体象障碍。体象障碍是对自身形体状况的歪曲认知，神经性厌食的患者会执拗地认为自己是胖人，即使瘦骨嶙峋，看到镜子里的自己仍然是个大肥胖人士。为此，患者会采取各种方式瘦身，包括限制食物的摄入、过度运动，或者进食后催吐，使用泻药或者减肥药物等。神经性厌食会出现体重的不正常下降，营养不良，极度消瘦，严重的甚至出现脏器功能衰竭，危及生命。

神经性厌食

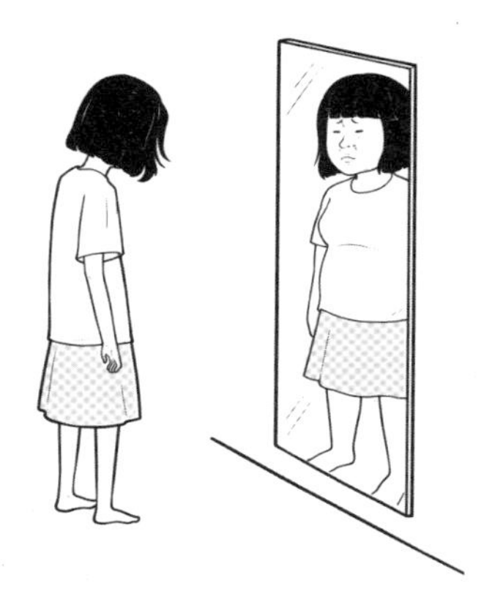

神经性贪食

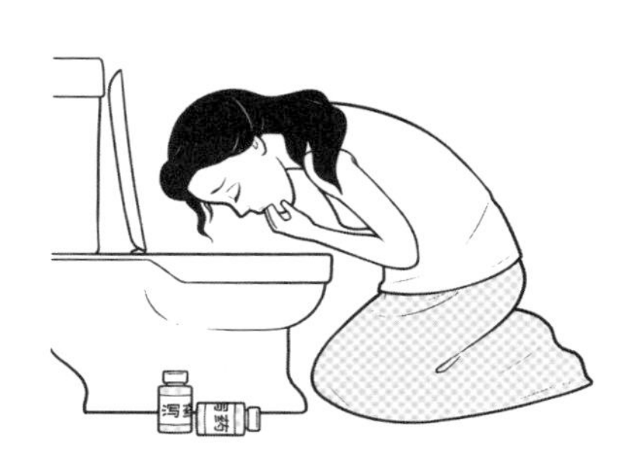

暴食障碍

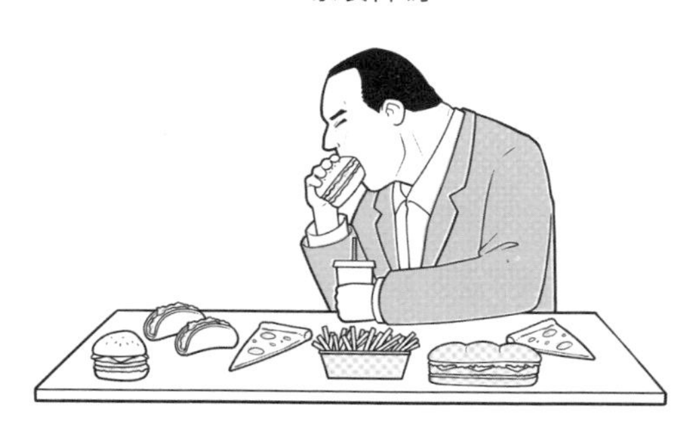

图 5-1　进食障碍

神经性贪食和暴食障碍的患者都会出现反复发作的暴饮暴食，在3个月之内平均每周至少发作1次。当暴食发作的时候，他们会在短时间内（例如2小时）消耗数量惊人的食物，可能是几千卡路里的高糖、高碳水化合物和高脂肪的食品，这是普通人不能企及的食量。而且他们的进食速度非常快，通常是狼吞虎咽，因为暴食一旦开始，就会伴随着明显的失控感，难以克制。

暴食的感受是痛苦的。首先，开始暴食的时候个体不一定是处于饥饿状态；其次，进食速度很快，根本来不及品尝美味；再次，进食过程中缺乏饱腹感，所以会一直吃到撑；最后，吃相不好看，会感到尴尬而躲着旁人单独进食；还有进食之后感到厌恶自己、懊悔、抑郁或非常内疚。

神经性贪食的患者极其担心自己的体重或体形，因此在暴食后会采取不健康的清除行为，例如催吐、经常节食、服用泻药、高强度的锻炼等，从而陷入暴食—罪恶感—不健康的补偿行为的恶性循环，他们的体重可能会增加，也可能会偏低或保持不变，但不会达到厌食症患者的低体重水平。暴食障碍的患者与神经性贪食的不同在于暴食发生后没有代偿性的清除行为，因此体重会增加，导致肥胖。

进食障碍的产生与复杂的生物机制、社会心理因素有关。这类疾病有遗传风险，当一级亲属（父母、兄弟姐妹）有患病个体，罹患进食障碍的风险便会增加。同时社会环境因素也起着重要作用，例如来自社会对于“瘦”的审美压力；周围人对你身材的评价；早年的心理创伤；工作或者学业的压力，等等。

还有一些心理和气质方面的因素，如强迫性的人格特质，焦虑紧张的情绪，对自己的苛责和不满意，缺乏自尊心，对身材的过度担心，以及共患其他精神障碍如双相情感障碍、抑郁症、焦虑障碍、物质滥用等。环境和心理因素如同导火索，引燃了潜在的生物机制，触发了最终的暴食或者节食行为。

对于进食障碍的干预，以恢复体重、停止暴食和清除行为的发作以及心理干预为主。正常饮食的背后是自我接纳和自我尊重，有高度的自尊和自信不会让这些潜在的机制开始运行。必要时，可以咨询医生，通过药物干预维持稳定的心境，保证获得满意的治疗结果。

不良的生活习惯直接导致肥胖

肥胖不仅与情绪有关，也与一些不良的生活习惯如吸烟、饮酒、吃零食、久坐等有关。人们在不良情绪的驱使下，也会出现活力减退，久坐不动，或者借助烟酒等成瘾性物质发泄情绪，进一步加重肥胖的风险。

香烟中含有尼古丁、焦油以及其他含苯类有毒物质。烟雾不仅侵害呼吸系统，还会增加胃液分泌，加速食物消化，造成胃肠处于紧张状态。另外，尼古丁会促进胃肠黏膜血管收缩，导致食欲不振。烟碱会造成幽门括约肌张力下降，诱发反流性食管炎。

有研究证明肥胖者更容易进入吸烟状态，而且吸烟量的增加更为明显。长期吸烟的人会发现，一旦戒烟，体重会明显增加。这是因为，停止吸烟后尼古丁刺激作用消失，食物和能量消耗减缓，储备增加，体重就会随之逐步增加。另外，尼古丁会抑制血液中的胰岛素水平，当去除尼古丁的抑制作用后，胰岛素水平升高，人体倾向于摄入更多的甜食和高热量食物，容易导致能量过剩和脂肪堆积。

经常饮酒也容易导致肥胖，尤其是向心性肥胖，就是我们常说的“啤酒肚”。酒精摄入促进体重增加可能有几方面的机制：第一，酒类本身就是高热量饮料，酒精的能量会增加体重；第二，饮酒能刺激食欲，导致食物的过量摄入，酒过三巡、菜过五味，可能就早已经吃多了；第三，酒精刺激各种酶类的活性，引起 TG 增多，抑制脂肪氧化而消耗减少，导致能量储存增加；第四，酗酒可能导致暴食。另外，大量酒精的摄入会增加肥胖相关并发症的风险。

还有一些人，体重飙高不是因为正餐吃得不对，而是由于零食吃得太多。零食并不都不好，有相对健康和不健康的区别，天然的、低糖、低脂、少油、少盐的食品是相对健康的，如奶制品、坚果、黄瓜、番茄、苹果、柚子等，可以补充蛋白质、钙和多种维生素。

相对健康的零食，适合特定的需要补充营养和能量的人群，如儿童、青少年、孕妇、老年人和精力、体力消耗较大的工作群体，吃的时候也得尽可能定时定量，不能无限制。不健康的零食包括油炸食品、膨化食品、果冻、碳酸饮料、奶油饼干等，共同的特点就是高糖、高盐、高脂肪，吃多了就成了“垃圾食品”，对身体有害无益，会诱发体重增加和多种慢性疾病。这些高糖、高盐、高脂肪的零食味道上很诱惑人，吃的时候容易控制不住，累了吃一点，困了吃一点，闲着吃一点，熬夜打游戏吃一点，渐渐地养成习惯，体重也一发不可收拾。

除吸烟、饮酒、吃零食之外，久坐也是一种不良的习惯。我们的很多日常事务是需要坐着完成的，开车、吃饭、上班、开会，到底坐姿保持多长时间算久坐呢？一般来说，在清醒状态下每天坐姿大于 8 个小时，或者持续 2 小时以上没有起身活动，即可被视为“久坐”。

久坐对人体的危害是多方面的。久坐影响血液循环，引起心脑血管供血不足，出现头晕、心悸等症状，还会增加血栓形成的风险；脑供血不足，脑部缺血缺氧，也会影响心理状态和精神面貌，引起情绪低落、思维迟钝，让人显得昏沉困倦、沉默寡言或焦虑不安；久坐且缺乏户外活动会因此肌肉松弛，骨质疏松，腰椎弯曲，驼背，颈椎病，背部酸麻疼痛；身体静止不动，可能导致新陈代谢减缓，脏器机能和耐力下降，引起机体免疫力低下。另外，人在缺乏运动时，消化系统缺乏动力，胃肠蠕动减缓，会出现消化不良、食欲不振、便秘等消化功能异常，热量消耗减少，脂肪堆积，诱发肥胖。

为了减少不良生活习惯给我们身体健康和体重带来的危害，建议戒烟戒酒，管住嘴、迈开腿，加强身体锻炼。如果是上班族，可以半小时左右起身活动 5 分钟，来回走动，做一些肢体伸展的动作或者工间操。

直视肥胖，科学应对压力

心理压力是现代生活中每个人都不可避免的体验，学生会体验到学业的压力，青年人有工作的压力，老年人有身体健康的压力。我们有时会听到周围的朋友抱怨："太紧张了！压力山大！"那么到底什么是压力？为什么会感觉不舒服？我们怎么去适应它呢？

压力也被称为应激，是被环境要求做出选择和改变时的个体感受。应激反应是应激源与压力反应的组合，即"压力＝压迫－适应"。应激源可以来源于境遇、挫折、心理冲突和不合理的认识。

应激反应包括心理应激和生理应激。短时间内，应激反应使身体处于充分动员的状态，心率、血压、体温、肌肉紧张度、代谢水平等都发生显著变化，从而增加机体活动力量以应付紧急情况，会提升我们的免疫力。但是长期处于这种状态，个体承受能力远不足以达到环境要求时，就会产生一系列问题，免疫力会降低，损耗我们的精力，使人的抵抗力削弱，出现不舒适的生理、心理紧张状态，如失眠、头痛、高血压、焦虑抑郁情绪等，甚至罹患心身疾病。

现在经常提到“减压”这个概念，压力可以减少吗？

压力是无处不在、不可避免的。可以换一种说法，压力是可以被调适的，调适到我们能够接受的程度。没有应激就没有成长，个体一生的发展，在每个阶段都需要应付新的要求。在人生不同阶段，学会用恰当的方式去应对压力，对个体的健康发展是必要的。正所谓“人无压力轻飘飘，水无压力不出油”，适当的压力是前进的动力，无压力的状态本身就不存在，而且在环境应激削弱的情况下，反而会变得无所事事，忧心忡忡。所以说，我们应当学会的，不是如何规避压力，而是调整自己去适应压力。适应能力强的人具备的特质包括身体强壮、态度积极、乐观开朗、意志坚定、阅历丰富、家庭和睦、人际关系良好、行为目标性不特别强烈。

面对压力造成的痛苦和不良情绪，我们所采取的行为被称为“应对”。应对的策略包括问题指向性应对和情绪指向性应对。问题指向性应对就是改变导致压力的情境。但是，当我们的努力不足以改变这种境遇时，就需要情绪指向性应对来控制和改变情绪反应。

应对压力时态度很重要，不能怨天尤人，一味地抱怨环境和挫折于事无补。消极的应对策略会导致不良情绪和不健康行为，例如有人试图通过烟草、酒精和咖啡的摄入改变自己，达到精神的愉悦和放松。但是，这些物质造成的放松和兴奋都是短期效应，而过后会出现不良情绪和失眠，使用者可能通过不断摄入来延迟初期感受和后期不良反应的到来，这种持续作用对身体造成损害，并有可能是物质成瘾的原因之一。

还有人采用回避现实的方式，沉迷于网络和虚拟空间，久而久之造成网络成瘾、手机病、睡眠习惯颠倒，非但不利于获取有效的心理支持，反而脱离社会，与现实生活渐行渐远。应该转变负性的看法，从认识上看到压力可能带来的行为动力，也就是压力对生存、成长的促进作用和积极意义，摒弃不良的生活和行为方式。

对于科学地调适心理压力，有一些简单的策略可以尝试。

首先，要去除外因，即完善对时间和工作方式的管理。

我们可以适当放慢和控制自己的生活节奏，减少工作量，改进工作方法，提高效率，降低欲求。要懂得愉悦自己，享受生活，花费一定的时间在休闲和娱乐方面，陶冶情趣。另外，要保持生活规律，很多慢性病的形成都是生活中的不良习惯慢慢积累导致的，这些不良习惯对于心理疾病也是促发因素。比如三餐不定时，作息不规律，熬夜，饮食过于油腻，晚间吃得太饱，过度的社交应酬，吸烟、饮酒无度，这样的生活习惯如果年复一年，体力和精力必然透支，让人容易疲劳、衰老，抗压能力削弱，情绪变得脆弱、急躁。所以对于养生，重要的是起居有常，养成习惯并一直保持下去。丰富且规律的生活能提高我们的心理免疫力，更有信心和力量面对不断变化且未知的风险。

其次，要调适内因，如锻炼身体，适当地进行有氧运动。

有氧运动是指强度低且富有韵律的运动，能够降低炎症细胞对大脑的损害，也可以减轻身体的氧化应激，从而延缓人体的衰老。有氧运动达到一定阶段时，大脑会释放一种类吗啡生物化学合成物激素内啡肽，它能调动神经内分泌系统，对抗疼痛，振奋精神，缓解抑郁。有氧运动在预防焦虑、抑郁症状方面有明确的效果，还可以帮助睡眠，提升自信和对自身的掌控感，促进社会交往。

所以说，“生命在于运动”是有科学依据的。建议经常采取户外有充足光照的运动方式如快走、慢跑、骑自行车、游泳、瑜伽、羽毛球等。作为中国传统体育养生项目，太极拳、八段锦是体医结合的典型代表，也是受到广泛欢迎的运动方式。有氧运动的时长，一般每周运动三至五天，每次锻炼时间不必太长，20 ～ 30 分钟即可，内啡肽的水准会有所提升。如有必要可以寻求医生和专业人员的帮助，根据自身情况制订运动方案。

第三，要寻求社会和家庭支持。

具有良好、亲密的人际关系的人，会显得更加快乐、顽强和健康。在面对压力时向家人或朋友倾诉，积极参加集体活动，适当宣泄，会增加乐观态度和幸福感。亲密关系的培养需要一定的时间投入，将人际关系建立在真诚互助的基础上，对亲人和朋友给予耐心平静的倾听，感同身受的共情，坦诚无私的支持，使互助成为缓解双方压力的良药。最后，还要记得，必要时可以寻求心理医生的帮助。

测试：心理状况

感到情绪不好可以自测吗？有相关的检查手段吗？答案是肯定的。

首先，对于心理状况，尤其是情绪状况是可以自我觉察的。感觉近 1 ～ 2 周自己比平时更容易伤感、烦躁、紧张，或者出现失眠、疲劳、多种身体不适如心悸、疼痛、头昏，应当注意是不是情绪出了问题。

另外，通过亲人、朋友、同事的反映也可以获知自己的状态是否与以往有变化或者差异。因为有时候我们的情绪活动会被周围人感知，家人和亲朋好友会做出善意的提醒。

还有，我们可以借助一些心理测评量表帮助自己识别不良情绪。可以根据提示答题完成自评量表。在这里我们推荐三个操作简单且有效、可信度高的量表。

患者健康问卷量表（PHQ-9）：用于测查抑郁情绪以及抑郁的严重程度，详见表5-1。根据过去两周的状况，请您回答下列描述的状况及频率，在符合的选项前的数字上面画“√”，之后把分数相加。

表 5-1 PHQ-9

序号	项目	完全不会	好几天	超过一周	几乎每天
1	做事时提不起劲或没有兴趣	0	1	2	3
2	感到心情低落、沮丧或绝望	0	1	2	3
3	入睡困难、睡不安稳或睡眠过多	0	1	2	3
4	感觉疲倦或没有活力	0	1	2	3
5	食欲不振或吃太多	0	1	2	3
6	觉得自己很糟——或觉得自己很失败，或让自己和家人失望	0	1	2	3
7	对事物专注有困难，例如阅读报纸或看电视	0	1	2	3
8	动作或说话速度缓慢到别人已经察觉？或正好相反——烦躁或坐立不安、动来动去的情况更胜于平常	0	1	2	3
9	有不如死掉或用某种方式伤害自己的念头	0	1	2	3
总分					

条目 1、4 和 9，条目 1 和 4 代表了抑郁的核心症状，条目 9 则代表有自伤的意念，这三项当中任何一项得分＞ 1，都要对自己的情绪状况加以关注。不同得分的意义见表 5–2。

表 5–2　PHQ–9 的评分规则及治疗建议

分值	结果分析	治疗建议
1 ～ 4	没有抑郁	无
5 ～ 9	轻度抑郁	可以观察情绪变化
10 ～ 14	中度抑郁	制订治疗计划，考虑心理咨询或药物治疗
15 ～ 19	中重度抑郁	积极药物治疗或心理治疗
20 ～ 27	重度抑郁	立即选择药物治疗，若出现自伤观念或对治疗无效，建议转诊精神专科进行心理治疗或综合治疗

广泛性焦虑量表（GAD–7）：用于测查焦虑情绪以及焦虑的严重程度，详见表 5–3。根据过去两周的状况，请您回答下列描述的状况及频率，在符合的选项前的数字上面画“√”，之后把分数相加。

表 5–3　GAD–7

序号	项目	完全不会	好几天	超过一周	几乎每天
1	感觉紧张、焦虑或急切	0	1	2	3

续表

序号	项目	完全不会	好几天	超过一周	几乎每天
2	不能够停止或控制担忧	0	1	2	3
3	对各种各样的事情担忧过多	0	1	2	3
4	很难放松下来	0	1	2	3
5	由于不安而无法静坐	0	1	2	3
6	变得容易烦恼或急躁	0	1	2	3
7	感到似乎将有可怕的事情发生而害怕	0	1	2	3
总分					

测评分值意义：0 ～ 4 分为无症状，5 ～ 9 分为轻度焦虑，10 ～ 14 分为中度焦虑，15 分及以上为重度焦虑。

针对失眠症状的评估，可以通过失眠严重程度指数量表（ISI）反映，详见表 5-4。

表 5-4　ISI

序号	项目	指数				
1	描述你当前（或最近 2 周）入睡困难的严重程度	0 无	1 轻	2 中	3 重	4 极重
2	描述你当前（或最近 2 周）早醒的严重程度	0 无	1 轻	2 中	3 重	4 极重
3	描述你当前（或最近 2 周）维持睡眠所产生困难的严重程度	0 无	1 轻	2 中	3 重	4 极重

续表

序号	项目	指数				
4	对你当前睡眠模式的满意度	0 很满意	1 满意	2 一般	3 不满意	4 很不满意
5	你认为你的睡眠问题在多大程度上干扰了日间功能（如导致日间疲劳，影响处理工作和日常事务的能力）	0 没有	1 轻微	2 有些	3 较多	4 很多
6	与他人相比，你的失眠问题对生活质量有多大程度的影响或损害	0 没有	1 轻微	2 有些	3 较多	4 很多
7	对你自己当前的睡眠问题有多大程度的焦虑和痛苦	0 没有	1 轻微	2 有些	3 较多	4 很多
总分						

测评分值意义：0～7 分为无失眠，8～14 分为轻度失眠，15～21 分为中度失眠，22～28 分为重度失眠。

需要说明的是，自评量表由于被测者心理暗示等原因可能会导致结果与客观实际存在一定误差，故结果仅供参考。以上三个量表经常用于情绪症状的筛查和严重程度评定，但是不能用于抑郁症或者焦虑症的诊断。当自测的结果处于中等严重程度及以上的时候，建议及时到精神心理科就诊。

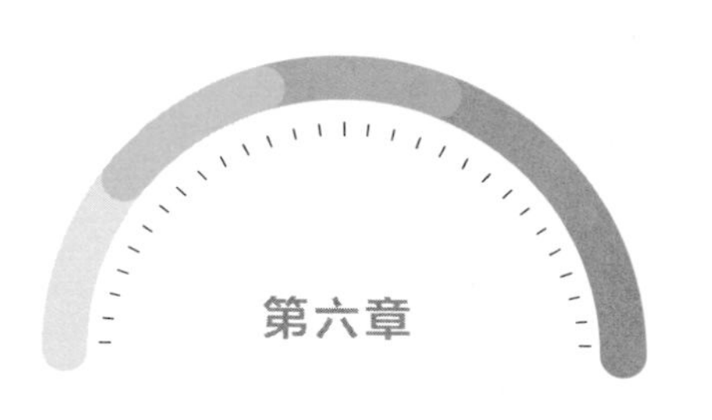

第六章

医学手段减肥：手术治疗与药物治疗

手术治疗安全可行吗

相比运动、节食、减肥、针灸等减肥措施，许多患者在面对手术治疗的时候往往会犹豫不决，即使体重和肥胖相关并发症已经严重影响到了生活质量，仍然无法下定决心接手术治疗。手术治疗是否安全，是每一位有意向接受手术治疗的胖友最关心的问题之一。

诚然，任何有创的操作，都存在一定的风险，手术治疗也不例外。手术治疗发展至今已有近百年的历史，随着临床实践经验的日渐积累和手术方法的日益成熟，其安全性和有效性也得到了广泛的认可。资料显示，手术治疗导致的死亡率在具有手术经验的医生团队中不足 0.1%，甚至低于临床常见的阑尾切除术与胆囊切除术。

随着我国减肥代谢外科的不断发展，研究者共同制定了减肥代谢手术治疗相关指南，并结合临床研究和实践的结果，不断对指南进行更新。中日友好医院孟化教授独创的对称三孔减肥代谢手术，将手术操作进一步规范化、流程化、简单化，使手术死亡率和并发症的发生率进一步降低。

此外，减肥代谢手术的安全性与术前对患者的风险评估密切相关。重度肥胖患者往往同时患有高血压、高脂血症、糖尿病、阻塞性睡眠呼吸暂停综合征（OSAS）等肥胖相关的代谢合并症。因此，在进行手术治疗之前，临床医生往往会通过各项检查对患者的身体状况进行综合评估，并根据评估结果制订相应的治疗方案。对于具有较高手术风险的患者，往往在手术前先对内科合并症进行控制和治疗，待其稳定后再行手术。对于危及生命且难以控制的内科合并症，暂时不予手术。

合理的术前评估大大增加了手术患者的安全性。有经验的团队也会在手术前后针对伴随的疾病进行预防和治疗，最大限度保证手术的安全性。

除了患者术前的风险评估，手术团队的从业经验也直接影响手术的安全性。2016 年一项来自加拿大的研究，统计分析了 29 位来自高手术量中心的医生，自开始手术治疗后前 6 年的手术成果。研究发现，手术治疗医生的手术经验达到 500 例以上时，其手术时间明显缩短，手术技术的稳定性明显提升；当手术经验超过 600 例时，手术并发症的发生率最低。同时，对于术后可能出现的并发症，手术经验丰富的团队也能稳定、高效地进行处理。

目前，随着国内代谢减肥外科的发展与壮大和手术技术的日趋成熟，减肥代谢手术的安全性已经有了充分的保证，只要合理选择经验丰富、技术成熟的临床团队进行手术，积极配合临床医生的评估、治疗，认真遵循术后医嘱，广大胖友都可以接受到安全有效的手术治疗，如愿摆脱肥胖和代谢疾病的困扰。

手术治疗的术式并没有想象中复杂

在减肥代谢外科近百年的发展历程中，临床实践和研究不断进步，减肥代谢手术术式也在不断改进。术后并发症严重、影响患者生活质量的术式，大多已经退出了历史舞台。

目前中日友好医院代谢减重中心常规开展的减肥代谢手术术式有以下四种：对称三孔袖状胃切除术（Sleeve Gastrectomy, SG）、对称三孔胃旁路术（Roux-en-Y Gastric Bypass, RYGB）、对称三孔单吻合口胃旁路术（One Anastomotic Gastric Bypass, OAGB）、对称三孔胃大弯折叠术（Greater Curvature Plication, GCP）。

OAGB 由于术式较为复杂、手术难度较高、术后并发症较多，目前临床上仅用于部分超级肥胖患者（BMI ≥ 50 千克 / 平方米）、部分肥胖糖尿病患者以及减重术后复胖的患者。GCP 适合相对低体重患者，是可逆性手术，远期减重效果不如 SG。

SG 和 RYGB 已经成为现今最主流的两种术式，90% 以上的减肥代谢手术治疗都是这两种术式。

SG：切除部分胃壁，把原本囊袋状的胃改变成近似于管道状，如图 6-1 所示。俗话说，就是“胃变细”。

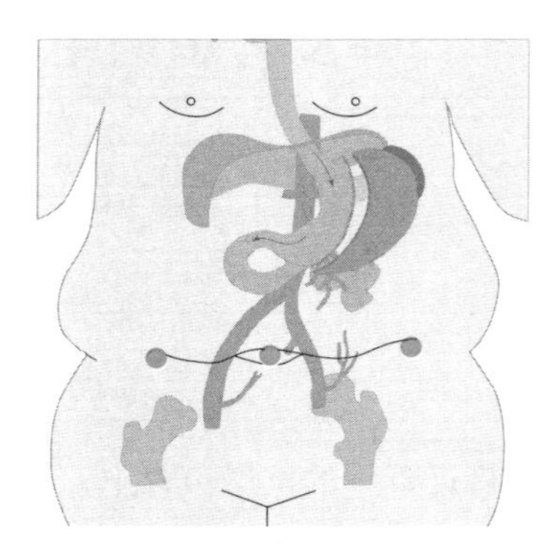

图 6-1　对称三孔袖状胃切除术

RYGB：简单说，就是“改道”，把胃一切为二，上端是隔出的小间走近道直接和空肠（小肠）相通，让食物从食管不经过下端胃（隔出的大间）、十二指肠、上段空肠，如图 6-2 所示。胃变小的同时“吸收少了”。

中日友好医院代谢减重中心常规开展对称三孔腹腔镜代谢减重手术，包括对称三孔腹腔镜袖状胃切除术和对称三孔腹腔镜胃旁路术等术式。

对称三孔手术的优势在于患者腹壁上只有 3 个小切口，其中两个小切口左右对称，具有微创美观的效果。同时把切口隐藏在天然的皮肤皱褶中，术后瘢痕非常隐蔽，特别适合于有美容需求的年轻患者。

近年来 GCP 也被一部分体重较轻、对于手术顾虑较多的患者考虑和接受。GCP 是利用手术针线将胃大弯向内折叠缝合，使胃缩减成香蕉形状的缩小版，起到和 SG 相似的效果。这种术式可以说是 SG 的可逆版本，既不必切除部分胃组织，也无须在胃周置入任何异物，手术安全性较高，风险较低。但减肥效果有限，术后一年以上容易出现复胖现象，仅适用于体重较轻、希望手术可逆，无法接受胃切除手术的患者。

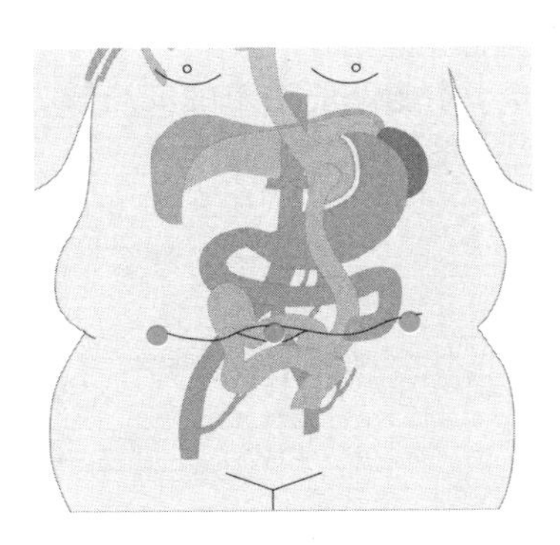

图 6-2　对称三孔胃旁路术

随着减肥代谢手术例数的增加，部分患者存在术后减肥效果不佳或复胖的情况，对于此类患者，须行修正手术。修正手术主要分为恢复手术、修改手术及修复手术。

恢复手术，即将改变的解剖结构恢复为原本正常的解剖结构；修改手术，即将一种术式修改为另一种术式；修复手术，即在原术式的基础上进行进一步修正，保留原本术式不变。临床中最常见的修正手术为修改手术，常见于SG难以达到预期减肥效果或复胖患者，在原本SG的基础上行胃旁路术，改变原本的解剖结构，以达到进一步减肥的效果。进行修正手术需要综合考虑患者的各种因素，手术前进行多学科评估，分析先前手术失败或效果不佳的原因，并谨慎选择修正方式。

对于不同术式，其优缺点和适应证都有所不同。在选择减肥术式时，要结合自身情况和诉求，参考临床医生的评估建议，谨慎选择。听从医生的建议，针对术式潜在的风险和并发症进行相应的预防，才能保证手术的安全性，达到较好的手术效果。

手术治疗的原理是什么

众所周知，减肥代谢手术能够有效减轻肥胖患者的体重，同时对于术前患有 2 型糖尿病的患者，减肥代谢手术治疗也能显著改善血糖的水平。很多胖友一定会好奇，手术治疗减肥又降糖的原理是什么？

对于大部分的肥胖患者来说，肥胖主要是由于食物摄入量较多，营养物质吸收转化的热量长期高于机体运动消耗的热量所致。手术治疗可以从解剖学角度改变胃肠道的结构，依据术式的不同，主要通过限制胃容纳食物的容积、限制食物在肠道内的吸收，同时限制容积和吸收三类术式达到减肥效果。

SG 通过缩减胃的储存容积，可以有效地减少肥胖患者的进食量，减慢进食速度，使肥胖患者更容易出现饱腹感，降低对食物的欲望。SG 减少胃容量的同时把分泌大量饥饿素的胃底组织也切除了。胃饥饿素既可以促进进食的欲望，又能增加脂肪的合成，研究表明，肥胖患者体内的饥饿素分泌量，远较正常体形的患者高。SG 后胃饥饿素的分泌量较术前显著下降，患者的进食欲望也会大幅降低，加之饥饿素对机体脂肪代谢的调控作用，能够有效降低体重，减少内脏脂肪的合成，进一步改善机体的糖脂代谢状态。胃旁路手术除了术后使患者摄食减少，还可通过改变食物的通过途径，减少食物在肠道的吸收效率，减少总热量摄入，有效降低体重，改善代谢状态。

机体的营养物质吸收离不开糖脂代谢的调节。手术治疗除了有效地减少热量摄入的同时，肠道内调节胰岛素利用的因子水平也会发生改变，从改善胰岛素的分泌水平，来改善糖代谢负荷。随着体重的减轻，过多的内脏脂肪沉积导致的胰岛素抵抗状态也会得到相应的缓解。此外，在重建胃肠道后，机体肠－胰岛轴的激素调控也会发生改变。手术治疗通过以上几种机制有效地改善机体的糖代谢水平，使胰岛素功能得到恢复和逆转，从而起到降低血糖、改善糖尿病的作用。

近年研究表明，人体的代谢水平和肥胖程度，与胃肠道内的微生物密切相关，肥胖患者与正常体形人群体内的微生物比例并不相同。手术治疗对于胃肠道解剖功能的改变，也会改变肥胖患者胃肠道内微生物的分布比例，使诱发机体肥胖，减缓糖代谢的“坏”菌群显著减少，改善代谢、帮助机体纤瘦的菌群也有所增加。手术治疗对于肠道微生物的影响和具体的调节机制目前还不明确，但可以肯定的是，这一变化对减肥的帮助是极大的。

除了上述几方面外，减肥代谢手术后机体发生的神奇变化仍有很多，包括对表观遗传学的改变、对胆汁酸水平的调节等。目前的研究尚未将这些机制一一阐明，但随着研究的不断深入和科学技术的发展，相信减肥代谢手术神奇功效的谜底也将被逐渐揭开。

手术治疗前要进行哪些评估

提到减肥代谢手术前相对复杂的检查与评估，很多胖友都会感到很困惑，不就是一个手术治疗吗？为什么要在术前进行那么多的化验和检查？因为肥胖患者在术前合并其他相关疾病的风险本身就较正常人高，充分的术前评估是手术安全性和疗效的保证。那么减肥代谢手术前具体要进行哪些评估呢？

首先，入院后第一件事，医生要对患者进行常规的病史采集。患者需要告知医生自己的体重增长时间和速度、日常饮食的喜好和习惯；过去尝试的减肥方法、效果、持续时间、是否反弹等；2 型糖尿病的病程和治疗情况；其他肥胖相关并发症的病史，包括高血压、高脂血症、脂肪肝、冠心病、OSAS、高尿酸血症、多囊卵巢综合征等。将这些病史如实地告知医生，帮助医生对当前的身体状况进行准确评估，选择合适的手术方案，做好充分的术前准备，以保障手术安全，达到最好的手术效果。

随队医生或个案管理师会对患者的身高、体重、颈围、腰围、臀围进行精准的采集，并且根据采集结果进行分析和计算，以BMI评估患者的肥胖程度，以腰臀围比评估肥胖的类型，以确定患者是否符合手术的适应证。条件较为完善的中心，会用专业的测量仪器测量体脂、肌肉量、基础代谢率、内脏脂肪含量等指标，以更详细地了解患者的身体指标，参考制订合理的饮食和运动方案。

此外，减肥代谢手术患者的心理健康也尤为重要，术前心理量表评估可以帮助医生对患者的心理状态有更充分的了解，以便在后续的治疗和随访中根据患者的情况进行沟通，缓解手术和减肥带来的焦虑和抑郁情绪。

入院第一天后，医生会安排如下检查项目：

完善实验室检查以充分了解患者的身体状况，包括心、肺、肝、肾等重要器官的功能，了解有无合并症、排除手术相关的禁忌证、了解患者营养状况等，主要检验项目包括：血常规、空腹血糖、糖耐量实验相关指标，血脂、肝肾功能、电解质、凝血酶、尿酸、传染病相关指标、微量元素、维生素等。

手术治疗的相关检查主要包括腹部CT、腹部超声、胃镜、心电图、超声心动图、睡眠检测等。胃镜是减肥代谢手术中重要的检查之一。术前进行胃镜检查，一方面可以排除胃溃疡、十二指肠溃疡、胃息肉、胃癌等疾病；另一方面能够评估患者术前是否伴有反流性食管炎、食管裂孔疝等影响术式选择和预后的相关疾病。

肥胖是冠心病的高危因素，因此术前对于心功能和冠状动脉的评估非常重要。严重肥胖患者往往伴有OSAS，其症状在麻醉苏醒后短期内有进一步加重的风险。因此，要在术前对肥胖患者进行睡眠呼吸检测，对于严重睡眠呼吸暂停的患者，须在手术前后给予无创正压通气治疗，纠正低氧血症及二氧化碳潴留，以保证手术的安全性。

手术治疗影响怀孕吗

对于很多前来就医的育龄女性患者来说，月经稀发、月经不调、难以受孕往往是她们下定决心进行手术的初衷之一。研究表明，肥胖和多囊卵巢综合征之间存在密切联系。由于高雄激素、血症和糖脂代谢的异常，多囊卵巢综合征患者在月经不规律、难以受孕的同时，往往伴有超重和肥胖。

手术治疗能在减轻患者体重的同时，有效地改善多囊卵巢综合征患者的内分泌水平，增加排卵恢复的比例，从而有效改善多囊卵巢综合征患者的月经规律程度，提高妊娠的成功率。毫无疑问，手术治疗可以显著增加受孕概率。

然而，由于减肥代谢手术会使患者摄食减少，并伴随吸收障碍，在显著降低体重的同时，营养不良的风险也会随之增加。为了避免育龄女性由于术后营养不良导致的胎儿低体重，大部分医生建议患者在术后12个月后在补充营养并充分评估营养状况的前提下受孕。那么对于行手术治疗的育龄女性，计划怀孕需要进行哪些准备呢？

首先，术后的定期复查和随访必不可少，体重是减肥代谢手术后患者首先应考虑的因素。行减肥代谢手术的女性患者在手术结束恢复规律月经后，仍需要先将体重控制在正常标准，才能安全、平稳地度过整个孕期。同时，许多为解决不孕问题选择手术的肥胖患者，其体重基数往往较其他肥胖患者更低，因此常常在术后出现低体重，对于这类患者，也需要通过调整饮食方案，将体重回升至正常水平，改善减肥变化带来的营养不良，才能更好地怀孕。

除体重之外，血常规、微量元素、矿物质、维生素和贫血相关指标的监测和补充，是复查和随访时应关注的重点内容。对于手术治疗后的女性患者，最常见的是铁蛋白和维生素 B_{12} 缺乏导致的贫血。贫血会导致先兆流产的风险提升，同时孕早期的叶酸缺乏易导致胎儿的神经管缺陷，故备孕期间的铁元素、叶酸和维生素 B_{12} 的补充尤为重要。

备孕期间钙和维生素D的补充同样关键，怀孕期间的骨质流失和孕晚期的腰椎、关节压力对孕妇的骨骼健康有所影响。可选择钙－维生素D补充剂，日常饮食中多进行牛奶等奶制品的补充，并适当进行户外运动，补充光照，促进维生素D活性产物的转化。

此外，由于怀孕期间的营养补充和孕妇的心理因素，怀孕期间孕妇体重反弹的发生率较高，在合理补充营养的前提下，孕妇仍需遵循合理的饮食方案，并进行适当的孕期锻炼，以预防妊娠期复胖和妊娠期糖尿病的发生。

根据研究报道，行减肥代谢手术后的女性患者选择剖宫产的概率较普通女性高。手术治疗对于分娩方式的选择并无显著影响，更多的影响因素源于社会心理因素。因此，术后怀孕的女性应尽可能排除焦虑，保持乐观良好的心态，综合考虑各项因素选择分娩方式。

手术治疗本身对怀孕和分娩的影响非常有限，相信通过充分的准备和科学合理的营养管理，大部分术后的孕产妇都能够在维持健康的前提下顺利分娩，迎接新生命到来的喜悦与幸福。

手术治疗前后需要住院多长时间

很多胖友在决定接受减肥代谢手术时，都会顾虑住院所需的时间问题，大家都希望在不耽误正常工作生活的前提下完成手术。那么，手术治疗从住院到出院需要多久，需要经历哪些流程呢？

由于减肥代谢手术的特殊性，患者在术前要做比较全面的检查。对于没有合并严重心肺功能减弱以及 BMI 在 50 千克 / 平方米以下的患者，通常 2 ～ 3 天即可完成全部检查。同时，在进行手术前，医生团队会组织待手术患者进行 1 ～ 2 次的手术、营养、运动管理方面的健康宣教，以便患者更好地了解自己的身体状况、手术风险和术后的饮食、护理等注意事项。对于术前评估无须进行内科疾病治疗的患者来说，从办理入院手续到正式进行手术，仅需要 2 ～ 3 天的等待和准备时间。

根据中日友好医院代谢减重中心减肥代谢手术的围手术期加速康复外科管理原则，患者手术中不留置胃管、尿管、引流管，在手术结束返回病房2小时后，患者即可开始少量进水（每隔5分钟进水一次，每次约5毫升），同时开始下床活动。适当的进水和活动有助于胃肠功能的恢复和预防静脉血栓的形成。在术后第2天，腹部切口干净无渗出、各项身体指标趋于稳定，医生团队指导出院注意事项和饮食、护理方案后，患者即可办理出院手续，回家休养。

减肥代谢外科规范化的流程和合理的时间安排，离不开优秀、成熟的减肥代谢团队的临床路径管理和多学科之间的通力合作。总体来说，患者从入院到手术完毕出院所需的时间为5～7天，各位胖友可以参考这一时间合理安排自己的工作和生活，择期进行手术。

为什么减肥代谢手术的患者住院时间如此之短呢？这得益于现今的广大临床中心都遵循加速康复外科的原则。加速康复外科是近年来各个外科都在遵循的外科管理体系，对于减肥代谢外科的医生团队而言，减肥代谢手术加速康复外科理念的实现，主要在于贯穿整个治疗过程的多学科合作，包括术前、术中、术后采取的各种让患者机体尽可能维持正常生理状态的措施和治疗。

患者在了解减肥代谢手术治疗这一治疗方法并产生手术意向时，可向医生团队进行咨询，了解治疗的方法、可用的术式和治疗流程；确定意向后，入院由减肥代谢外科、内分泌科、呼吸科、营养科等多学科的医生共同进行术前评估，了解基础疾病及肥胖并发症，针对患者制订个体化的详细治疗方案，并通过饮食、药物、运动等干预方法共同调整患者的身体状态；手术后，待患者各项身体指标恢复稳定后，由营养科及运动康复科医生共同为患者制订术后的饮食、运动方案，并在出院后定期进行随访，建立绿色通道方便患者进行复查。

哪类人适合做手术治疗

谈到手术高效减肥，很多苦恼体重的胖友想必都非常心动，但减肥代谢手术作为一项治疗肥胖、改善2型糖尿病的手术，中国医生协会外科医生分会肥胖和糖尿病外科医生委员会（CSMBS）对其适应证与禁忌证进行了严格的规定，并非所有的胖友和糖尿病患者都适合选择手术治疗。下面就让我们一起了解一下什么样的患者适合选择手术治疗代谢疾病。

手术适应证

根据2019版《中国肥胖及2型糖尿病外科治疗指南》，对于单纯肥胖和2型糖尿病患者，其手术适应证有所不同。

单纯肥胖患者手术适应证：

BMI ≥ 37.5，建议积极手术；32.5 ≤ BMI ＜ 37.5，推荐手术；27.5 ≤ BMI ＜ 32.5，经改变生活方式和内科治疗难以控制，且至少符合 2 项代谢综合征组分，或存在合并症，综合评估后可考虑手术。

男性腰围≥ 90 厘米、女性腰围≥ 85 厘米，参考影像学检查提示中心性肥胖，经多学科综合治疗协作组（MDT）广泛征询意见后可酌情提高手术推荐等级。

建议手术年龄为 16 ～ 65 岁。

注：代谢综合征组分高三酰甘油、低高密度脂蛋白胆固醇、高血压。

2 型糖尿病患者手术适应证：

2 型糖尿病患者仍存有一定的胰岛素分泌功能。

BMI ≥ 32.5，建议积极手术；27.5 ≤ BMI ＜ 32.5，推荐手术；25 ≤ BMI ＜ 27.5，经改变生活方式和药物治疗难以控制血糖，且至少符合 2 项代谢综合征组分，或存在合并症，慎重开展手术。

对于 25 ≤ BMI ＜ 27.5 的患者，男性腰围≥ 90 厘米、女性腰围≥ 85 厘米及参考影像学检查提示中心性肥胖，经 MDT 广泛征询意见后可酌情提高手术推荐等级。

建议手术年龄为 16 ～ 65 岁。对于年龄＜ 16 岁的患者，必须经营养科及发育儿科等MDT讨论，综合评估可行性及风险，充分告知及知情同意后谨慎开展，不建议广泛推广；对于年龄＞65岁的患者应积极考虑其健康状况、合并疾病及治疗情况，行多学科会诊讨论，充分评估心肺功能及手术耐受能力，知情同意后谨慎实施手术。

手术禁忌证

明确诊断为非肥胖型1型糖尿病；

以治疗2型糖尿病为目的的患者胰岛β细胞功能已基本丧失；

BMI＜25千克/平方米者目前不推荐手术；

妊娠糖尿病及某些特殊类型糖尿病患者；

滥用药物或酒精成瘾或患有难以控制的精神疾病；

智力障碍或智力不成熟，行为不能自控者；

对手术预期不符合实际者；

不愿承担手术潜在并发症风险者；

不能配合术后饮食及生活习惯的改变，依从性较差者；

全身状况差，难以承受全身麻醉或手术者；

对于体重、年龄不符合适应证但存在并发症的患者，须经过多学科代谢合并症讨论进行综合评估，充分获得患者或监护人知情同意后，才可谨慎开展手术。对于符合任意一点禁忌证的患者，不予进行手术。

结合指南中的要求可以看出，大部分生活中仅被评价为“微胖”的胖友们，或患有糖尿病但体形消瘦的患者，都不适合通过手术方式进行治疗。除了减肥代谢手术之外，仍有很多安全有效的减肥方法可供选择。因此，广大胖友在选择治疗方法的时候，一定要对照手术的适应证评估自己的身体状况，或咨询相关专业的医生，不要盲目激进地选择手术。

手术治疗前应该怎样运动

随着肥胖人群规模的迅速扩大，重度肥胖（BMI ≥ 37.5 千克 / 平方米）的患者也越来越多。重度肥胖患者常伴有多种并发症及严重的健康问题，普通的生活方式干预及药物治疗已经很难实现治疗目标。目前，对于重度肥胖患者而言，手术治疗是唯一能够实现短期和长期持续减肥，改善并发症，降低死亡率和提高生活质量的干预措施。但手术治疗也并非完美，在手术治疗后，会有一定的概率出现手术相关的并发症，也有一小部分患者会出现复胖等现象。

研究表明，大多数进行手术治疗的患者，在手术前整体的身体活动水平就很低，且久坐行为普遍，即使在术后体重出现了大幅度的下降，其整体活动水平的提高幅度也非常有限，这也是导致患者术后复胖的重要原因之一。

另一方面，在手术前就开始对患者进行运动干预，提高其身体活动水平，既可以减少其术后并发症的发生，还能辅助患者在术后继续保持良好的运动习惯，保持体重的持续下降。

对于肥胖人群而言，大多数指南建议肥胖者进行比正常人群更长时间的中等强度的有氧运动。美国运动医学会给出的减肥与预防体重反弹的运动推荐量为每周 250 ～ 300 分钟中等强度运动。在手术治疗前，考虑到重度肥胖人群的体重较高且短期内不会快速降低，且多数人习惯久坐，没有运动习惯，一开始想要实现这样的运动量并不容易。针对以上这些特点，首先建议手术治疗人群增加日常生活中的身体活动，例如进行洗碗、打扫房间等家务活动，打破久坐少动的生活习惯，初步建立并习惯比较活跃的生活方式。在此基础上，再制订专门的运动计划并积极参与运动。

运动类型主要以有氧运动为主，抗阻运动为辅，如图 6–3 所示。考虑到较高的体重，在选择运动时应尽量避免对下肢冲击较大或对抗性的运动，如跑步、跳绳、足球、篮球等，可以选择步行、自行车、椭圆机及水中有氧操等运动来减轻下肢承受的负荷。在进行运动的过程中，选择低至中等的运动强度即可，应更多地强调运动的持续时间，提升耐力水平，让身体习惯运动。刚开始运动时体力较差，可以采用分次、多组的策略来提高整体的运动时长。例如，可在早、中、晚分别进行一次运动，每次持续 10 ～ 15 分钟。最终的目标是能够完成每次持续 60 分钟、每周 5 天以上低到中等强度的运动。在进行有氧训练的同时，建议每周进行 1 ～ 3 次抗阻运动。

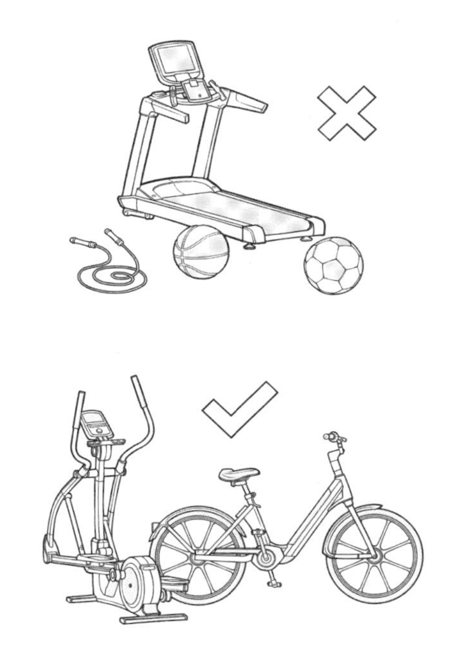

图 6-3　术前运动选择

除了可以像有氧运动一样有效地刺激心肺之外，抗阻运动还能维持、增加肌肉的力量与质量，这对进一步促进重度肥胖患者的健康水平、更好地完成日常生活中的常见任务很有意义。考虑到患者较大的体重，建议通过组合器械，主要以坐姿进行上肢、躯干、下肢全身主要肌群的训练，每组动作重复

12 ～ 15 次，进行 2 ～ 3 组。在两次抗阻运动之间，至少间隔 48 小时以确保充分恢复。

在手术治疗前开始规律运动，可以帮助重度肥胖患者为手术做好准备，缩短术后的恢复时间，降低不良反应。更为关键的是，可以帮助患者建立良好的运动习惯，在术后更容易过渡到健康、积极的生活方式，从而从根本上杜绝复胖的可能。每一名即将接受手术治疗的患者，都应该在术前就迈出自己走向健康生活方式的步子。

手术后还需要长时间来医院吗

不同于大多数手术，患者在手术之后再也无须回到医院进行检查和治疗，手术治疗的医患之间始终需要保持密切的联系。尽管手术治疗对于肥胖、2 型糖尿病及其他代谢并发症有显著的疗效，但由于手术治疗本身对消化道解剖结构的改变，容易造成营养物质的吸收不良。加之许多患者对于自身身体状况的了解有限，也缺乏科学合理的减肥观念，术后亟须相应的规范和指导。为了防治术后出现的贫血、低蛋白血症、维生素、微量元素缺乏及体重反弹、复胖等情况，减肥术后的监测、管理和随访至关重要。因此，手术治疗患者应在术后定期参加随访和复查，由专业的医生、营养师和个案管理师对其体重变化、饮食方案、用药方案进行检测和指导，规律的复查和随访能有效改善患者的预后，达到更好的减肥效果。

临床医生通常建议患者于出院后第 1、3、6、12 个月返院进行复查并参与随访，此后每年进行一次随访。

对于合并有 2 型糖尿病的患者，应在术后注意监测血糖，并根据血糖水平及时调整降糖方案。建议在术后 1 年内，每 3 个月评估一次糖化血红蛋白、空腹及餐后 2 小时的血糖、胰岛素和 C 肽水平；同时在术后半年和 1 年各进行一次糖耐量实验，评估胰岛细胞功能的恢复情况。

此外，建议在术后 1 年内每 3 个月进行一次血脂、血尿酸水平的评估，根据评估结果决定降脂药和降尿酸药物的使用。同时，为了避免术后营养不良和贫血的发生，须定期监测术后血常规、电解质、贫血相关指标和维生素、微量元素、骨密度等指标。不同时间段的具体复查内容可参考表 6-1。

表 6-1　术后复查

项目名称	1 个月	3 个月	6 个月	每年
血常规	√	√	√	√
生化全项	√	√	√	√
尿常规	√	√	√	√
粪便分析	√	√	√	√
甲状腺功能	●	●	●	√
凝血功能	√	√	●	√
贫血三项（叶酸、维生素 B_{12}、铁蛋白）	√	√	√	√

续表

项目名称	1 个月	3 个月	6 个月	每年
激素检查［血清睾酮、血清促卵泡刺激素、促黄体生成激素、催乳素、雌二醇、人绒毛膜促性腺激素（女）］		√	√	√
铁缺乏筛查（总铁结合力）	√	√	√	√
25- 羟基维生素 D			√	√
维生素 9 项测定（$A/B_1/B_2/B_6/B_9/B_{12}/C/D/E$）	√	√	√	√
尿微量蛋白 + 肌酐	√	√	√	√
糖化血红蛋白	√	√	√	√
24h 尿蛋白定量及定性	●	●	●	√
超敏 C 反应蛋白			√	√
糖耐量试验		√	√	√
心电图				√
B 超：腹部超声（肝胆胰脾肾）、颈动脉超声、下肢血管超声	√腹部	√腹颈	√腹颈	√
心脏超声六项			√	√
妇科超声（女）				√
13C- 尿素呼吸试验			√	√
电子胃镜				√
体成分分析	√	√	√	√
冠脉 CT				√
双光能骨密度检查				√

续表

项目名称	1个月	3个月	6个月	每年
便携睡眠监测				√
腰椎 MRI 平扫				√
肺功能检查				√

√为常规检查项目

●为术前异常者检查项目

如患者因为条件或客观原因限制，无法于规定时间前往手术医院进行复查，也应在规定时间在当地医院进行复查，并将复查结果及时汇报给临床医生和营养师，并听从医生、营养师和运动医生的建议，针对结果进行饮食、用药、运动方面的调整。

对于不同患者而言，其术前的体重、营养状况和合并症情况不同，术后相应的管理方案也有所不同。因此，患者需要与医生团队保持规律的联系和沟通，及时上报身体各项指标的动态变化，根据具体情况执行个性化的管理方案，才能将手术治疗的效果最大化。

减肥代谢外科作为一门多学科综合管理的学科，外科手术只是其中的一部分，减肥的成功和代谢的改善离不开良好的医患沟通和医生团队综合全面的多学科管理。

手术治疗的前世今生

减重，也就是我们生活中更常提及的“减肥”，已经成了许多胖友为之奋斗终生的目标。为人熟知的减肥方式多采用运动、节食、药物和针灸等，然而这些减肥方式不仅在进行过程中需要极大的耐心和毅力，即使略有成效后也极易发生反弹。

近年来，手术治疗作为一种安全有效的术式逐渐进入了广大胖友们的视线。阿根廷足球巨星马拉多纳在退役后体重一度升至 280 磅（约 127 千克），在诸多方式尝试无果后，他在 2005 年接受了手术治疗，经过术后良好的恢复，于 2009 年开始了自己的执教生涯。美国著名女子乐团主唱卡尼・威尔逊，在减肥手术后体重迅速减轻 150 磅（约 68.04 千克）左右，也因此登上了美国畅销的《人物》杂志。斯诺克世界冠军肖恩・墨菲也于 2022 年 5 月进行了手术治疗，并在术后 3 个月迅速减肥 50 磅（约 22.68 千克），迎来了全新的职业生涯。

尽管手术治疗在近几年才风靡全球，但在医学界它已有了近百年的发展历程。早在 20 世纪 20 年代就已经有外科医生开始观察和研究外科手术在减肥方面的意义。

1925 年，外科医生雷敦（Leyton）发现并报道了胃空肠吻合术治疗十二指肠溃疡后，患者体重有所减轻，术前的糖尿病也有所好转，这一临床观察被认为是减肥外科手术对糖尿病治疗作用的最早观察。最初的外科医生认为，减肥效果的达成主要依靠小肠的缩短。20 世纪 50 年代起，减肥代谢外科于美国正式开展，经过一系列的观察、实践和改进，学界对手术治疗的认知也不断发展与进步，术式也从最初的缩短小肠长度，逐渐转变为对胃的缩小与限制，术式也由最初的空肠结肠吻合术向限制胃容积的胃切除术、胃旁路术和胃绑带术方向发展。其中，胃旁路术成了当时最流行的减肥术式，于 20 世纪 90 年代起开始大量开展。

随着腹腔镜技术的发展与普及，1994 年，维特格罗夫（Wittgrove）等人首次报道了在腹腔镜下进行的胃旁路术，让手术治疗正式进入了微创时代。与此同时，SG 也逐渐受到医生重视，该术式最初主要用于难以通过一次手术达到效果的超级肥胖患者，往往在其行胆胰分流－十二指肠转位手术前行 SG，使患者适当减肥后再行进一步手术。但是人们发现，在行 SG 后，约 70% 的患者能够达到预期的理想体重，无须再行手术。因此，SG 逐渐被接受为独立的减肥术式而受到重视，现在已成为手术治疗的常规术式之一。

2015 年 9 月，于英国伦敦召开的第 3 届 2 型糖尿病治疗世界会议和第 2 届糖尿病外科高峰会议发布了关于糖尿病外科治疗的全球联合声明，发布了将手术治疗作为 2 型糖尿病外科治疗方法的临床指南，该联合声明中推荐了 4 种术式：SG、胃旁路术、可调节胃绑带术及胆胰分流术 – 十二指肠转位术，其中 SG 与胃旁路术作为主流的两种术式，占比达到了总术式的 92%。

在我国，减肥代谢外科的发展最早可追溯至 1982 年。1998 年台湾地区的李威杰教授完成了亚洲第一例腹腔镜下手术治疗。1999 年，上海的郑成竹教授完成了国内第一例胃绑带术。21 世纪初，随着肥胖人口不断增多，手术治疗在我国多个地区相继开展。自 2012 年中国医生协会外科医生分会肥胖和 2 型糖尿病外科医生委员会成立以来，随着术式的不断改进和手术操作的规范化，我国的减肥代谢外科发展迅速，手术质量和规模不断提高，2014 年，协会推出了《中国肥胖和 2 型糖尿病外科治疗指南》，并根据临床实践和国内国际学术动态不断进行更新。据 CSMBS 不完全统计，我国手术总例数由 2011 年 1250 例增至 2015 年的 6862 例，全国范围内开展减肥代谢外科的医院数量也达到了 100 多所。

手术治疗距今虽然已有了近百年的发展历史，但直至最近十年才开始被广泛关注，其有效性和安全性已经得到了千千万万肥胖患者和内外科医生和营养师的接受和认可。在未来，减肥代谢外科的发展仍需要临床实践的积累和术式的不断革新。

手术之后真的可以一劳永逸吗

比起运动、节食、减肥药、针灸等保守治疗手段，减肥代谢手术的效果无疑是惊人的，许多难以通过自制力减肥的胖友都会寄希望于手术之后能够一劳永逸，但结果往往并不如想象中那么理想。在完成手术一年后，很多胖友的体重下降速率会逐渐趋于平缓，但在怀孕生产后或术后的 2 ～ 3 年，出现了复胖的现象。这是手术失败了吗？当然不是，是你的治疗还未完成。

对于减肥代谢外科的医生团队来说，手术治疗只是为后续的治疗创造了一个开辟性的前提条件，完成了整个治疗的第一步。想要科学、安全、合理地达到减肥和改善代谢的最终效果，还需要密切的随访、规律的复查，全面、规范化的饮食和运动方案管理。手术治疗能为你提供一个巨人的肩膀，而余下的每一步都需要你自身和整个医生团队坚持不懈地攀登。

首先，在术后各个阶段的复查和随访，都是你检查身体状况和调整治疗方案的关键节点。每次的复查和随访，临床医生团队都会重新了解和分析你当前的减肥进程、营养状况和生活方式，从而制订个体化的能量摄入方案和用药方案。不同的减肥术后阶段，需要搭配不同的膳食结构，从最初的流质饮食，逐渐过渡到半流质饮食，再到维持低糖、低脂、少油、少盐高蛋白的饮食，每一项饮食方案的转化和食谱的制定，乃至进食的速度和方式，都离不开营养师的监督和指导。除正常的饮食方案之外，营养师还会根据实际情况给予额外的营养素补充方案，以改善术后出现的少量脱发、头晕等症状和复查中出现的营养素缺乏。

在规范饮食、补充营养素的前提下，适当的运动也是改善代谢状况和预防营养不良相关症状的有效方法。减肥代谢手术后的不同阶段，运动健身的目标和有氧无氧运动的比例也有所不同。在术后早期，主要以辅助减肥的有氧运动为主，对于基础体重较大的患者，运动医生往往会建议选择游泳、骑行健身操等对髋关节、膝关节损伤较小的有氧运动。在体重稳步下降的同时，维持肌肉量的力量训练也必不可少。适当强度的力量训练有助于维持机体的肌肉量，提高机体的基础代谢率，预防快速减肥后肌肉菲薄无力，关节损伤和腹部、四肢皮肤松弛的发生。而选择什么样的运动，运动强度、时间和频率的方案设定，也同样离不开运动医生的帮助和指导。

手术治疗结束后的路需要毅力和坚持，当减肥效果不理想时，当因为运动而体力透支时，当进食过快感到恶心、不适时，焦虑和抑郁的情绪难免会悄然冒头。这时候就需要定期跟医生和个案管理师维持密切的沟通，接受标准规范的心理评估和个体化的指导。对于术前固有或术后较为严重的情绪、心理问题，更需要专业心理治疗师的帮助。维持乐观、积极的良好心态，是减肥成功和预防复胖的重要因素。

减肥是一场你与自己的战争，而手术只是这场战争的第一场巨大的胜利，减肥代谢团队所做的一切，都是在帮助你更好地面对自己，向更健康、更美丽的人生努力。

手术治疗有并发症吗

许多患者在咨询手术治疗相关信息的时候，往往会表现出对手术副作用的担忧。副作用，即手术后可能存在的并发症。手术治疗后可能存在哪些并发症呢？这与选取的手术术式及术后时间有密切关系。

术后近期并发症

术后 4 周内发生的并发症为术后近期并发症，常见出血、吻合口瘘、吻合口狭窄、内疝与肠梗阻及静脉血栓栓塞症等。

出血：出血是外科手术常见的术后并发症，对于手术治疗来说，行胃旁路术患者术后出血的发生率（1.9% ～ 4.4%），较行 SG（0.7% ～ 1.4%）患者高。术后出血可来自吻合口、胃切缘、肠系膜边缘以及腹壁切口等部位。出血的原因包括围手术期使用了抗凝药和非甾体类药物、术中操作不当和术后严重呕吐等。但随着微创外科技术的发展和医生技术的不断提高，这一并发症的发生率在临床中较低。预防术后出血的关键在于术中精准操作和围手术期多学科协作，术中仔细检查各吻合口和切缘等。

吻合口瘘： 胃旁路术后吻合口瘘的发生率为1.1%～1.4%，多发生在胃空肠吻合口；SG术后残胃漏发生率为0.7%～7.0%。吻合口瘘与残胃瘘的高危因素主要包括血供不足、缝合不严密、局部感染、合并糖尿病等。临床表现为全腹弥漫性的疼痛、压痛、反跳痛、肌紧张等腹膜炎表现、心动过速、发热等。这一并发症的发生率也主要与医生的手术技术密切相关。一旦发生吻合口瘘，首先会给予内科保守治疗；如治疗无效，可考虑内镜下放置钛夹或生物胶，甚至再进行手术放置引流管或重新缝合关闭瘘口。

吻合口狭窄： 胃旁路术后吻合口狭窄的发生率为3%～6%，术后早期的狭窄可能与吻合口过小、水肿和组织内翻有关。吻合口狭窄的主要表现为严重的恶心呕吐。早期狭窄的病可先予禁食水或全流质饮食，观察期是否恢复，效果不佳者考虑内镜下球囊扩张，必要时应再次进行手术。

内疝与肠梗阻： 内疝常见于胃旁路术后，发生率为1.3%～4.4%，内疝是导致肠梗阻的重要原因，预防的方式同样依赖外科医生的手术技术。

静脉血栓栓塞症（VTE）：VTE 包括深静脉血栓形成与肺栓塞，其发生率为 0.3% ～ 1.3%。对于凝血状态异常的高危患者，临床上已经形成较为完善的 VTE 预防体系，包括下肢弹力袜、抗凝或抗血小板聚集药物的使用等。患者手术后早期下床活动也有助于预防 VTE 的发生。

术后远期并发症

术后 6 周以外发生的并发症为术后远期并发症，主要包括吻合口溃疡、倾倒综合征、反流性食管炎、胆管结石和营养不良等。

吻合口溃疡：吻合口溃疡主要发生在胃旁路术后，发生率为 4.0% ～ 7.0%，而 SG 后尚无明确数据。吻合口溃疡的主要危险因素包括手术前后的幽门螺杆菌感染、胆汁反流、使用非甾体类药物、胃酸过多、局部缺血、吸烟、酗酒及合并糖尿病等。因此，术前的幽门螺杆菌检查和术后的戒烟忌酒有助于预防这一并发症。

倾倒综合征：倾倒综合征是胃旁路术后最常出现的并发症，这与手术后食物直接由胃进入远端小肠，失去胃下端幽门的调节功能有关。据统计，术后约 40% 的患者出现程度不一的倾倒综合征，但多数无须治疗。在临床中表现为快速进食后心动过速、恶心、头晕甚至晕厥等。术后患者应在饮食方面遵循医生建议，少食多餐，避免过甜、过浓的饮食。

反流性食管炎：肥胖是反流性食管炎的独立危险因素。而术后的反流性通常因为 SG 后胃上端防治食物反流屏障的解剖结构被破坏、食管下括约肌张力降低等。另外，食管裂孔疝会显著增加反流性食管炎的发生率。

胆管结石：减肥代谢手术患者胆管结石的发生率是普通人群的 5 倍，其原因可能与短期内体重的快速减轻有关。因此，对于术前已经合并胆囊结石的患者，可考虑在手术治疗的同时行胆囊切除术；而对于无胆囊结石的患者，不推荐行预防性胆囊切除术。术后可应用熊去氧胆酸，以预防形成结石。

营养不良：肥胖患者在术前可能本身存在一定程度的营养素缺乏，由于手术治疗的特殊性，患者的摄食和吸收会相应减少，可能在术后远期导致营养不良的发生，患者可能出现多种维生素、蛋白质、电解质和矿物质等营养素缺乏，尤其是维生素 D、叶酸、维生素 B_{12}、铁的缺乏。因此，对于行手术治疗的患者，术前、术后多常规检测各项营养素水平，且术后常规补充复合维生素、铁、钙等营养素，定期复查，遵循营养师的饮食指导。

减肥药物有哪些

减肥可以通过生活方式干预（包括饮食、运动等）、药物干预和外科手术干预三种方法来进行。

部分减肥药物因被证实存在显著的心血管疾病风险（如西布曲明），已被停止使用。目前，经美国 FDA 批准且已上市的减肥药物共有五种，为奥利司他、氯卡色林、芬特明－托吡酯复方片剂、纳曲酮－安非他酮复方片剂和利拉鲁肽。其中，被国家食品药品监督管理总局（CFDA）批准用于治疗肥胖症的药物，目前有奥利司他和利拉鲁肽两种。

奥利司他

奥利司他通过抑制脂肪酶活性进而抑制脂肪被水解为脂肪酸和单酰甘油的过程，阻止了脂肪在消化道的吸收，从而减少能量摄入，以达到控制体重的目的。奥利司他不仅可以长期用于治疗肥胖，同时还能够改善患者的糖耐量及血脂代谢异常。

适用人群：适用于 BMI ≥ 24 千克 / 平方米的人群，服药期间膳食应营养均衡，多吃水果和蔬菜，尽量减少摄入脂肪含量高的食物，按推荐剂量服用，不要擅自增加用量（因为没有证据证明本品加大用量后能增强疗效）。

使用方法：成人餐时或餐后 1 小时内口服 1 粒，如果有一餐未进或食物中不含脂肪，则可省略一次服药。

不良反应：常见胃肠排气增多，大便紧急感，脂肪（油）性大便，脂肪泻，大便次数增多和大便失禁。随膳食中脂肪成分的增加，发生率也相应增高，大部分患者用药一段时间后可改善。

使用注意：孕妇、慢性吸收不良综合征、胆汁淤积症患者、器质性肥胖患者（如甲状腺机能减退）禁用奥利司他。由于奥利司他在抑制脂肪吸收的同时，会降低人体对脂溶性维生素的吸收，因此使用该药减肥时需要额外补充人体所必需的脂溶性维生素，如维生素 A、维生素 D、维生素 E 等。

小贴士：奥利司他是国内批准减肥适应证的药物，可长期使用，适于 BMI ≥ 24 千克 / 平方米的人群，孕妇禁用。

氯卡色林

氯卡色林是一种 2C 型血清素受体激动剂，可以通过激活下丘脑 2C 型血清素受体减少食物的摄入。另外，氯卡色林还可以加速脂肪酸的氧化分解，促进脂肪代谢，从而起到减肥的作用。

适用人群：推荐用于 BMI ≥ 27 千克 / 平方米的超重和肥胖人群，并且患者至少有一项与体重相关的疾病（如高血压、2 型糖尿病或高脂血症）。

不良反应：常见有头痛、恶心和头晕，这些症状在后续治疗中可自发缓解。

使用注意：妊娠及哺乳期妇女禁用氯卡色林，且氯卡色林不能和抗抑郁药同时服用。

芬特明 – 托吡酯复方片剂

芬特明 – 托吡酯复方片剂能够有效减轻体重、改善高血糖和血脂紊乱，但是高剂量时会轻微增加抑郁和焦虑等不良事件。成分中芬特明通过增加中枢系统突触间隙儿茶酚胺类递质的含量进而抑制食欲，是一种拟交感神经药物、一种中枢性减肥药物，由于存在增加心脏病发病率和升高血压的风险，不推荐用于有心血管疾病病史的患者。除此之外，还存在停药后体重反弹的风险。因为这种药物对中枢神经系统有刺激作用，因此只推荐短期用药。而托吡酯在我国主要用于癫痫的单药和联用治疗。

小贴士：服用芬特明 – 托吡酯复方片剂减肥的同时能改善高血糖和血脂紊乱，但高剂量会增加抑郁和焦虑的风险。目前国内未批准该药物用于减肥适应证。

纳曲酮－安非他酮复方片剂

该药物可能的作用机理是影响下丘脑的摄食中枢。纳曲酮是一种阿片受体拮抗剂，用于治疗酒精和毒品依赖。安非他酮的作用机理同芬特明。另外，它还是一种治疗抑郁症和辅助戒烟的药物。

不良反应及使用注意：头晕、味觉障碍、失眠、便秘、口干等，因其有可能提高自杀及其他精神疾病的风险，FDA 对该药添加了“黑框”警告。另外，由于安非他酮会导致血压升高和心率增快，因此高血压患者也禁用此药。未控制好的高血压、厌食症或食欲亢进、处于酒精或药物（苯二氮䓬类、巴比妥类、抗癫痫）戒断治疗中及使用单胺氧化酶抑制剂的患者禁用。

小贴士：纳曲酮－安非他酮复方片剂不良反应偏多，会诱发精神类疾病。

利拉鲁肽

利拉鲁肽是一种肠促胰素类降糖药，能够调节胰岛素分泌、抑制食欲、延缓胃排空、增加饱胀感。因其能显著改善体重，FDA 于 2014 年批准了其可用于减肥治疗。利拉鲁肽在控糖、减肥两方面均表现优异，并且低血糖发生率低，有效性和安全性兼具。

小贴士：利拉鲁肽目前已在国内上市，主要用于控制血糖，国内尚未批准该药物用于减肥适应证。

其他一些药物也有减肥的功效。

司美格鲁肽

司美格鲁肽是另一种肠促胰素类降糖药，同样可以改善胰岛素抵抗、抑制食欲、延缓胃排空、增加饱胀感，能显著减轻15%体重，平均减肥6.5千克。

小贴士：司美格鲁肽目前已在国内上市，主要用于控制血糖，但国内尚未批准该药物用于减肥适应证。

某些降糖药物

有些降糖药物如二甲双胍、钠－葡萄糖协同转运蛋白2抑制剂（SGLT-2）虽然不是减肥药物，但具有一定的减肥作用。国内外研究显示，二甲双胍在非糖尿病患者中具有减肥、改善代谢和内皮功能以及降低血压的作用。SGLT-2不但能降低体重、降血糖，还有改善心衰的作用。

Part 3

后减肥时代，人人都应注意的肥胖

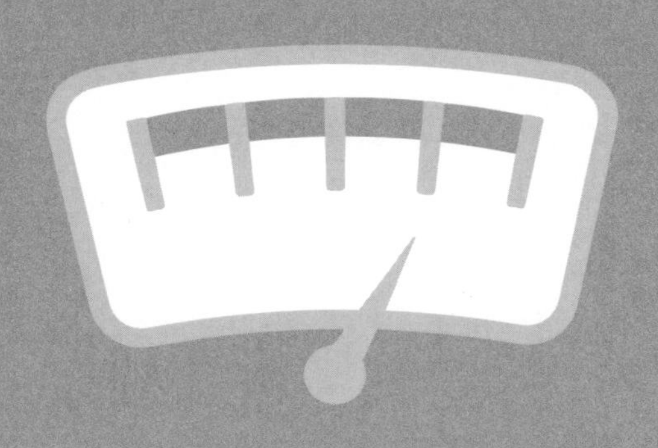

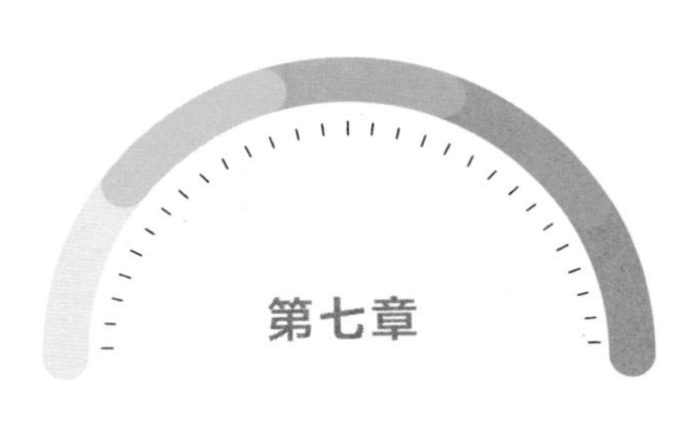

第七章

减肥贯穿
全生命周期

孕期增补重在“宜”

孕期体重管理对于孕妇本身血糖、血脂等代谢情况非常重要，对下一代的体重、糖尿病风险也有影响，所以家庭中有孕妇的，不能一味让其吃，而是要健康科学地吃，才能保持本人和宝宝的健康。一般孕期体重增加不能超过 12.5 ～ 15 千克。食物以高蛋白、低脂饮食为主。

哺乳期的女性，传统的观念是常常要喝汤，但是喝汤对于奶量其实影响不大，关键是喝水和高蛋白饮食（HPD）。

孕期担当着孕育新生命和家庭及国家未来希望的重任，一人吃两人补是广泛被认同的孕期膳食观念，但孕前和孕期体重是否在正常值内，增重的速度和重量是否合适，都直接关系到母婴短期和远期的健康，体重管理在生命周期一开始便不容忽视。

孕前超重、肥胖的妈妈，会将多种风险带给宝宝，如增加其出生及未来肥胖和相关疾病的风险，所以在计划怀孕前，应先将体重控制调整到正常 BMI 范围内，并做好备孕前的各项检查，为新生命打造良好的初始环境。孕期增重过多、过快，会增加巨大儿及以后儿童期发生肥胖的风险，但若控制不当，增重过少，宝宝出生后快速追赶性生长，又会增加儿童期肥胖的风险。

对于妈妈自身，孕期增重过多、过快，产后体重滞留明显增加，甚至会延续至中老年。数据显示，增重超出范围，产后 3 年平均增重 3 千克，15 年平均增重 4.7 千克。所以孕期一定注意监测和及时调整干预体重的增长。孕前不同 BMI 的妈妈，增重范围和速度可参照表 7–1。

表 7–1 妊娠期妇女体重增长范围和妊娠中晚期周增重推荐值

妊娠前 BMI（千克 / 平方米）	总增重范围（千克）	妊娠早期增重范围（千克）	妊娠中晚期每周体重增长值及范围（千克）
低体重（BMI ＜ 18.5）	11 ～ 16	0 ～ 2①	0.46（0.37 ～ 0.56）②
正常体重（18.5 ≤ BMI ＜ 24）	8 ～ 14	0 ～ 2	0.37（0.26 ～ 0.48）
超重（24 ≤ BMI ＜ 28）	7 ～ 11	0 ～ 2	0.30（0.22 ～ 0.37）
肥胖（BMI ≥ 28）	5 ～ 9	0 ～ 2	0.22（0.15 ～ 0.3）

注：①表示孕早期增重 0 ～ 2 千克。②括号内数据为推测范围。
资料来源：中国营养学会团体标准《中国妇女妊娠期体重监测与评价》（T/CNSS 009—2021）。

孕期科学的体重管理包括膳食和运动在内的生活方式干预。研究证实，膳食干预可降低宝宝出生体重大于胎龄儿的比例，可减少孕期增重，主要可降低妊娠并发症及可使出生结局更好。

孕期体重管理的方法要注意控制总能量，保证营养素全面摄入，在专业的指导下，结合孕检指标给予低 GI 饮食、控制血压的 DASH 饮食等个性化指导。

孕期缺乏碘、铁、锌等微量元素，会增加宝宝儿童期的体脂水平，所以要注意孕期多种食物的摄入和复合营养素的补充。另外，注意补充高剂量维生素 D，这可能改善妊娠结局。食物中维生素 D 不易摄入充足，可根据检查结果在专业人员的指导下通过制剂进行合理补充。

在运动方面，若无医学禁忌提示，孕中晚期每天要有不少于 30 分钟中等强度的运动。孕前超重、有妊娠期糖尿病的妈妈更需要注意按身体状况进行适当的运动。这些运动可有效降低妊娠期高血压、妊娠期糖尿病等发生。

孕期合理适宜的增重和营养补充关系到妈妈和宝宝未来的健康状况和生活质量，做好体重监测，学习了解营养和体重管理的知识，并付诸实施是提升家庭未来幸福指数和国家健康指数的重要任务。

胖娃娃 = 福娃吗

儿童肥胖人数日益增加，过多的溺爱造成了孩子吃得不健康，油炸食品、甜食、饮料成为肥胖儿童日常餐食中的高频食物种类。常常伴随自卑、学习成绩下降、家长焦虑、亲子关系差等问题。我们的经验是杜绝一切不健康的零食，从孩子、家长做起，一日三餐健康饮食，同时保证户外活动。家长以身作则，孩子自己了解肥胖的危害，才能积极配合。有合并心理问题的孩子要同时找心理咨询师辅导孩子及家长。

中国传统观念认为孩子胖些是福相，但随着物质经济条件的提升，超重、肥胖已成为威胁儿童健康备受关注和担忧的因素，并且影响儿童短期和远期的健康。

《中国居民营养与慢性病状况报告（2020 年）》显示的数据已表明我国儿童肥胖已呈全国流行趋势，需要多方协作预防和干预肥胖的流行。

肥胖本身已经被认定为一种疾病，也是多种非传染性慢性病的危险因素，直接危害和影响这些儿童的生长发育、心理健康，以及增加青春期肥胖和成年后肥胖、多种慢性病的患病风险。

造成儿童肥胖的因素中有遗传、相关疾病等因素，但更多的是由于能量摄入多、运动少等不良生活方式造成的单纯性肥胖。家长们要学习、关注并参与到预防儿童肥胖的行动中，是减少未来相关风险的最好方式。

儿童肥胖的预防和干预，要从生命周期开始之前就予以关注和行动，包括妈妈孕前和孕期、婴儿期、儿童期，家长从硬件上为孩子的体格打好基础，从软件上重视饮食习惯的养成，这不仅关系到孩子正常的生长发育，也关系到其一生的行为习惯和健康状态。

从孕期来说，母亲孕前的营养状况、体重是否在正常范围及孕期增重速度和重量是否过快过多，都会增加宝宝未来超重和肥胖的风险。相关研究结果显示，孕期增重过少，也会增加宝宝未来超重、肥胖的风险。父母在孕前和孕期尽量为孩子打下良好的体格基础，之后给予科学的母乳喂养和辅食添加、膳食结构以及运动支持，都是家长应关注并给予的。

相关研究显示，纯母乳喂养与配方奶喂养、亲喂与瓶喂、母乳喂养持续时间长与短，都是前者使宝宝未来发生肥胖的风险更低，这可能与母乳中含对婴儿脂肪和能量代谢产生积极影响的活性因子有关，并且亲喂不易进食过量。辅食添加应在宝宝出生满6个月时开始，添加早于4个月会增加儿童肥胖的风险。用回应式喂养方式，不强迫进食，注意选择高营养密度的食物，并做好身长和体重的监测，及时干预。到儿童期要给予科学合理的饮食和监测。

儿童期预防肥胖和已有超重迹象时，饮食上要注意以下关键提示。

饮食多样化，每天至少要吃12种食物，每周25种以上食物，做到营养多样均衡不缺项。食物尽量提供小分量，有助于控制单一品种摄入量，增加多样摄入。减少能量高营养密度低的食物，比如含糖和油高的食物。

增加全谷、杂豆类和蔬菜的进食量，丰富的维生素和膳食纤维有助于维持或增加机体能量的代谢和饱腹感的满足。充足的奶类有助于减肥和控制体重，每天液体奶或相当于300毫升液体奶的各种奶类都是很好的选择。肉禽类要吃去皮的和瘦肉，但不宜过多，相关研究显示，鱼类可能是有利于控制体重的绝佳食材之一。

除了正餐提供主要的营养和能量，还要关注孩子的零食，学龄前儿童建议“3+2”的正餐加零食模式，学龄儿童基本以三顿正餐为宜。零食选择上避免高油、高盐、高糖的食物，多选择有营养价值的新鲜食物，并且不影响正餐的进食量。

形成健康饮食观念。行为习惯是个体受用一生的健康关键因素，也要从生命初期开始。孕妇羊水和产后的乳汁中带有的食物味道就是对宝宝饮食习惯的培养的开始，妈妈食物越多样，宝宝接受食物的范围就越广，挑食、偏食风险越低。妈妈口味不过重、过厚，宝宝未来也更容易接受清淡饮食，养成好习惯，减少重口味习惯带来的相关慢性病风险。

儿童期是培养良好饮食习惯的黄金期，更要重视行为的养成和及时纠正。要按时按量规律进餐，不暴饮暴食。养成吃早餐的习惯，并且做到早餐食物多样化摄入。减少在外就餐，增加在家就餐，并且家长要创造正向快乐的就餐环境。就餐时不看电视和手机，专注进餐，细嚼慢咽，都有助于控制进食量，避免过量摄食。阶段性的监测和及时干预调整也是重要的环节。家长可以参考《5～6岁儿童的BMI-Z评分表》《6～18岁学龄儿童青少年性别年龄别BMI筛查消瘦、超重与肥胖界值》。

已经发生肥胖的儿童需要及时进行专业干预，通过包括饮食行为和运动的生活方式干预是第一选择。在这些方法都失效后再考虑在专业医疗机构用药物和手术的方式干预，并且同时配合合理饮食和运动。

儿童减肥的首要原则是在不影响正常的生长发育和生活的前提，在专业人员的指导下，短期使用限能量饮食、低GI饮食、高蛋白低脂肪饮食、低碳水饮食和交通灯饮食法。运动方面要多鼓励，让孩子选择有兴趣的运动项目，每周至少五天，每天 40 ～ 60 分钟的中等结合高强度的运动。

其他方面的干预，还包括充足的饮水，不喝含糖饮料，睡眠充足且质量高，愉悦心情。减少压力，良好的心态可以降低肥胖风险。

儿童肥胖已经成为社会问题，需要家、学校和社会的多方协作，共同采取政策和措施预防干预，遏制流行趋势。深入和有质量的教育，社会对健康食品的关注和积极导向，也都是必不可少的工作。

花季青春不容忽视

花季的青春通常会带给女孩子一些烦恼，体态的变化中包括微胖丰满，这是不是肥胖的表现呢？需不需要刻意减肥呢？哪些方法是不可取的？在预防肥胖方面，男生有哪些体态变化要多关注呢？

青春期是人体向成熟过渡的重要时期，也是第二次生长突增期，身高、体重和体态上都有明显变化，男生女生在 BMI 和体脂含量方面均存在差异性。

从《6 ～ 18 岁学龄儿童青少年性别年龄别 BMI 筛查消瘦、超重与肥胖界值》中可以看出，9.5 岁前确定超重的数值，男生大于女生，而 9.5 ～ 17.5 岁则是女生大于男生；确定肥胖的数值是 14.5 岁之前男生大于女生，而之后男女相等。这个变化主要是女生在青春发育期的激素变化及生理上需要储存一定的脂肪量。

所以女生 BMI 和体脂含量适量增加是正常情况，但一定要注意监测和预防肥胖发生。而男生要关注的是腰围的变化，参考《7 ～ 18 岁儿童青少年高腰围筛查界值表》数值显示，7 ～ 18 岁，男生腰围增长的范围比女生大，虽然与骨骼发育有相关性，但也要注意监测，预防男性容易发生的中心性肥胖。

青春期的肥胖往往会延续到成年期，并增加非传染性慢性病的发生风险，且青春期的年龄段正处在学业关键期和生长发育关键期，肥胖都会带来负面的影响，所以适当的体重管理是非常有必要的。

此阶段与肥胖相关的因素和预防措施需要学生、家长和学校多方共同了解并协作。

饮食方面，继续建立良好饮食习惯和纠正不良习惯。如合理膳食结构，不喝含糖饮料，控制膳食能量不超标。规律用餐、专注用餐，减少在外就餐和外卖等容易摄入高热量食物的频率。

运动方面，学业任务重，容易造成运动量不足，运动环境受限，充分利用课余时间，每天至少保证 1 小时的运动总量。

睡眠方面，睡眠不足是此年龄段普遍存在的现象，睡眠质量也欠佳。保证睡眠时间，13 ～ 17 岁每天睡足 8 ～ 10 小时。

精神情绪方面，压力大，要积极参与集体活动和运动，主动调节疏导消极情绪。

预防是最好、最经济的体重管理途径，但对已经发生超重和肥胖的学生要及时进行积极的体重管理，限能量饮食结合运动来进行。

除以上各方面要做到科学合理，还要注意避免不当的减肥方法，比如最容易被采用的节食减肥法，不但会影响正常发育，还会造成疾病风险。

如果生活方式方面的管理和干预都没有起到减肥的作用，一定要到专业的医疗机构去进行评估，在安全的前提下进行科学的药物和手术治疗，并在之后配合饮食和运动的专业指导，保证安全健康地减肥并持续保持健康的体重。

中年发福正常吗

步入中年，人生进入收获成熟期，但身体发福、体重增加，各种身体异常指标也随之明显增加，形成健康隐患和直接影响。

中年发福往往被认为是年龄增长的正常现象，但从形成肥胖的相关因素来看，年龄只是其中一项不可控因素。

根据对北京市城区超重肥胖者的调查结果显示，被研究人群中出现肥胖峰值的年龄，男性是 40 ～ 44 岁、50 ～ 54 岁，女性是 55 ～ 59 岁。进入中年容易出现肥胖，除了年龄带来的基础代谢率降低，女性雌激素下降等生理因素，形成肥胖的原因中，与自身能控制干预的行为因素有更密切的关系。

肥胖的形成主要是能量摄入与消耗的不平衡。与中年肥胖相关的行为因素有多个方面。关键的是饮食行为，如进食量、总能量都过剩及不良的饮食习惯。随着生活水平的提高，高脂、高糖、高盐等厚腻又高能量的食物占的比例越来越高。另外，肉类总量易超量，其他低营养密度的食物，也就是能量高，但提供营养价值很低的食物较多。这样的食物结构是形成肥胖的主要因素。其他容易导致肥胖的生活行为还包括：

职业体力劳动少、家务劳动减轻、自驾车和电梯等出行工具的便捷，使得久坐少动，运动量不足；

休闲生活中，电视、手机等占的时间比例高，户外运动少；

此年龄段普遍精神压力大，不能及时排解，也容易发生肥胖。

在一项调查中，肥胖者中有 23.31% 的人经常喝酒。酒类也属于致胖高危食物，几乎只提供能量，不提供营养，每克酒精提供的能量几乎相当于碳水化合物的 1 倍。长期饮酒积累过剩的热量是中年男性肥胖的突出因素，减少或不饮酒是控制体重的要务。

饮食内容固然重要，认识到不良的饮食习惯和行为，做到对照改进也是必不可少的干预措施。合理饮食的建议此前章节均有详述。

中年人是小家和国家的中流砥柱，预防和改善肥胖状态势在必行，为了自身健康和肩负的家庭及社会责任，从生活工作中的行为习惯改变做起，必要时配合专业医疗干预安全健康的减肥和治疗，延长身心有活力、有质量的健康状态。

千金难买老来瘦

老年人，退休后体力活动下降，女性绝经后会出现体重增加，以腹型肥胖为主，所以从生活方式上要注意加强运动，尤其是腹部的力量训练。

人过60岁进入老年行列，我国已进入老龄化社会，而老年人的肥胖问题是其中一个焦点问题。老年肥胖会增加高血压、糖尿病、心脑血管疾病和关节炎等疾病的发生，增加致残致死率风险，所以对于老年人的体重管理至关重要。

进入老年阶段，机体多项功能出现不同程度的衰退，如咀嚼、消化能力下降，消化酶活性和激素水平降低，导致对食物营养的摄取不足。视觉、嗅觉、味觉等感官反应迟钝，会使食欲下降，并导致口味加重。如此就使得盐、油、糖等与肥胖和多种慢性病相关的因素有所增加，从而增加肥胖和相关疾病的发生、发展的风险。胃肠功能变弱，便秘情况发生较普遍，更加影响了进食和代谢。肌肉萎缩、骨质疏松、瘦体重减少也是普遍情况，使得代谢率逐渐降低，生成脂肪容易，减脂肪难，如图 7–1。

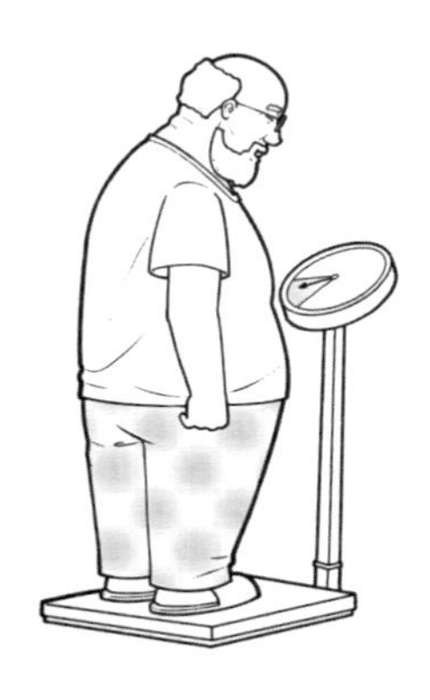

图 7–1　老年人代谢缓慢，易生成脂肪

俗话说，千金难买老来瘦，其实老年人过瘦、过胖都有危害，这里的瘦不是看起来要多么瘦，而是从健康角度要保留住更多的瘦体重，也可以说要尽量多地保留住肌肉。对于老年人，身高在降低，体脂在增加，BMI 不适合用正常成年人的标准，BMI 在 20 ～ 26.9 千克 / 平方米是比较适合的范围。

与年龄有关的骨骼肌量减少和体脂肪增加，被定义为少肌性肥胖。老年人减肥整体的体重管理原则是减脂不减肉，保证营养素供给的前提下控制总能量摄入，逐渐减肥，保留肌肉，预防贫血和骨质疏松。

相关研究结果显示，限能量饮食加耐力运动的组合比单纯采用限能量饮食能更好地使体脂下降，肌肉损耗减少。限能量饮食是在目标摄入量的基础上减掉大约三分之一的能量。如果没有专业人员帮助计算，可以在现有进食总量的基础上减少至少三分之一以上的进食量。饮食选择要注意食物多样，从不同的食物种类中摄入多种营养素，保证机体的代谢。含优质蛋白的鱼、禽、畜肉每天可以换样适量吃，鸡蛋和牛奶每天都要摄入。保证蛋白质摄入充足，可以刺激肌肉蛋白合成，帮助保留更多的瘦体重。另外建议每天补充 20 ～ 25 微克的维生素 D，以及适量补充含多不饱和脂肪酸（Omega-3）的食物，如海鱼、蛋黄、亚麻籽油等食物或者补充剂。

肥胖程度高且已经伴有相关疾病时，需要在专业的指导下评估并制订饮食和运动方案，短期限能量高蛋白饮食（HPD），可有效降低老年人的总体重和脂肪量，改善代谢综合征相关指标。

有运动能力的老人要注意减少久坐久卧，每小时起身活动，积极参加户外活动。每周至少 5 天有中等强度的运动，每次不少于 10 分钟，每周累计 150 分钟以上的运动量。运动形式也很重要，有氧结合耐力运动可以提高身体各部分的肌肉力量和功能，减少肌肉损失。对于有特殊情况的老人，请教专业人士做个体指导，帮助实现目标。

在有助于老年人减肥的饮食细节上还应注意以下提示：

少吃多餐、细嚼慢咽，每口咀嚼25次以上，每餐进食20分钟以上；

食物既要易消化不过硬，又要考虑GI不能太高太快，所以若喝粥，要注意加入至少一半全谷、杂豆或薯类的食材，延缓血糖升高的峰值和速度，但又不可全部主食都是粗粮类，以免影响矿物质吸收和导致便秘；

由于感官迟钝，口味上容易加重，要注意在保证食欲的前提下，减少油、盐、糖的使用量。可以用含天然香味或激发食欲的食材或调料提升食物的风味，比如西红柿、香菜、香菇、海带等。菜肴出锅前放盐，也可以帮助增加咸鲜味，使总用盐量减少。

饮水方面。老年人对缺水的敏感性差，容易形成缺水脱水状态，影响健康及脂肪代谢。女性每天至少饮水1500毫升，男性1700毫升，养成小口慢饮、时时补水的好习惯。

老年人肥胖的预防和干预需要家人和社会多方协作，创造好的环境和条件，帮助老年人健康减肥，延长有质量的晚年生活，提升生活品质和幸福感。

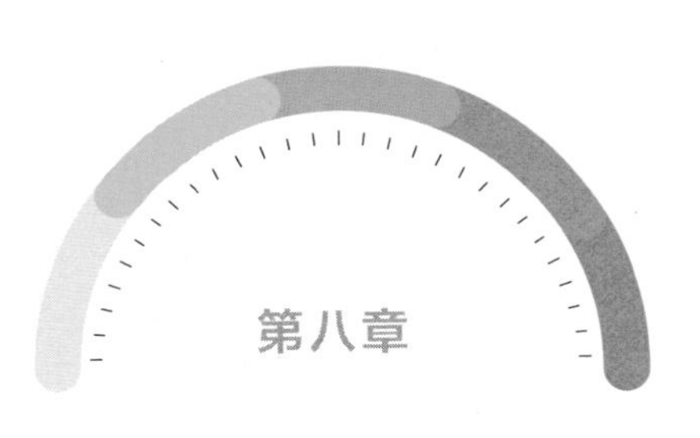

第八章

家庭减肥，有迹可循

家庭管理将有效控制体重

肥胖是遗传和环境共同作用的结果，其中环境因素是主要因素。家庭是人类生活的重要环境，所以家庭管理在体重、肥胖管理中至关重要。

在 1999 年的一项研究中，3 个朋友或家人参与的减肥项目，其中 66% 的参与者实现并维持了他们的减肥目标。而在个体参与的减肥项目中，只有 24% 的参与者能够做到这一点。团队减肥挑战很有效，队友做得越好，你也可能做得越好。

此外，你也可以利用自己的竞争精神。在一项富有创意的研究中，参加减肥比赛的节食者，在有经济激励的情况下减掉了比以往减肥多 3 倍的重量。此外，家庭参与也可能对减肥有帮助。当夫妻一起减肥时，配偶带来的帮助比其间接参与减肥更有价值。

另外，在网络和信息化时代，你不需要和任何人见面就能享受这些减肥好处。一些研究发现，虚拟减肥社区可以改善减肥效果。在网上分享自己的进步，甚至是自拍，有助于激励节食者继续努力，甚至以“一个新的、更瘦的身份”来认同自己。

如果你不习惯与一群陌生人合作，可选择参与网上的减肥项目，这里提供的个性化反馈也相当有效。当然，无论是朋友、伴侣，你都可以与他人分享你的进步，这是一种有价值的感受以及获得反馈的方式。不要偷偷地节食，公开分享你的减肥目标和自我监测习惯，就可能做得越好。

在研究和实践中，现有的治疗范式并没有充分解决“家庭管理”问题。引起家庭行为的改变，需要了解家庭功能和过程，但是否必须解决多个家庭因素才能引起体重相关行为的改变，尚不清楚。

例如，临床医生经常建议限制看电视，减少含糖饮料的摄入，但仍有家庭未能落实这些策略。对于临床医生来说，为什么一个简单、高影响的行为改变很难实施？提高对家庭日常运作方式的理解，对于建立更健康的行为是非常有必要的。从另一种角度进行肥胖治疗，可能有助于解决该领域目前的问题。

此外，随着严重肥胖率的增加，需要提高治疗的有效性。而且“家庭”也不再有标准定义。因此，家庭的干预措施必须考虑到混合、单代和多代家庭的复杂性。

综上，家庭管理应该是家庭成员为家人健康所做出的改变、监测生活方式的决策、计划和方法。

全体家庭成员应该理解体重对个人及家庭的重要性。肥胖导致的各种并发症会成为个人以及家庭的负担，每一个家庭成员都有守护家庭健康的责任。而中青年的家庭成员，在这点上更要肩负起责任。帮助肥胖的家庭成员坚持减肥计划，对自身的肥胖，应该反思并积极采取行动。具体从以下几个方面做起。

合理饮食，家庭管理第一步。食物选择是迄今为止减肥最重要的组成部分。对于超重或肥胖的家庭成员，应该全家总动员，都开始健康的饮食。如果一个人吃得少或保持健康饮食，其他人却在山珍海味、大快朵颐，这对减肥者是一种折磨，最终很可能放弃。全家一起制定相应的体重目标，互相打气，是全家健康的第一步。

配餐时遵照减肥热量摄入的要求，制作菜肴和主食。食用油按照全家人的量进行计算，避免油脂超量。实现“精打细算”——既能保证全家人的营养，又不至于超标；实现“面面俱到”——对不同年龄段的人，饮食的侧重点不一样，应该尽量照顾到，后面会给特殊人群提供具体的建议。

食物日记可以使减肥加倍，人们能做的最好的事情就是跟踪自己吃的食物。研究表明，数字食物日记和其他营养跟踪工具同样有效。即使不计算卡路里，也可以考虑记录饮食。如果知道必须把它记录下来，人们就不太可能在不健康的饮食上挥霍了。

亲子运动，家庭锻炼新选择

很多人将肥胖归结于没有时间锻炼，其实许多运动都可以在碎片时间内完成。为了避免久坐时间延长、运动时间缩短而妨碍身心健康，本文介绍了几种可以在家庭环境下进行的亲子体育运动，尽可能使所有家庭成员都能够参与其中，享受运动带来的欢益。

亲子运动一

如图 8–1，布置场地，中间的置物筐中放置不同标记的乒乓球（或其他可以单手抓取的物品），乒乓球的标记不同代表分值不同。

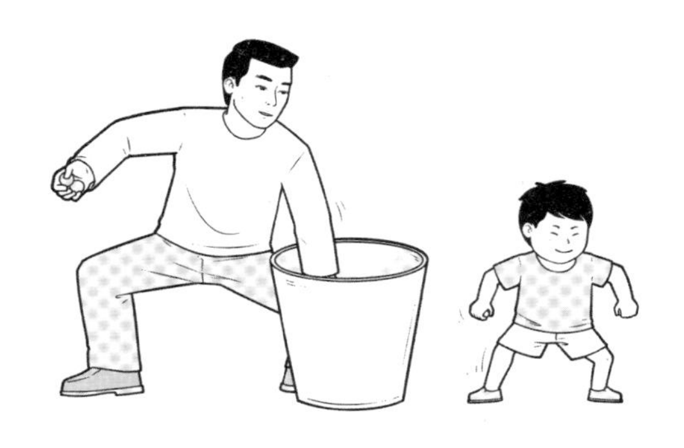

图 8-1　亲子运动一

以父子二人为例，每个人以横向滑步的方式，从中间的置物筐中取乒乓球，然后放回自己的置物筐中。当中间置物筐中的乒乓球被取完后，比赛结束，清点每人自己置物筐中的得分。每人各自的置物筐与中间置物筐的距离可参考以下值：爸爸，身高的 2 倍；孩子，身高的 1.5 倍。

亲子运动二

如图 8-2，以父子二人为例。爸爸以俯卧的姿势趴在垫子上，孩子先后从爸爸臀部上方跨过，而后爸爸用手臂将自己撑起来（俯卧撑姿势；如力量不足可以膝盖支撑），孩子以爬行姿势，从爸爸的胸部下方穿过。重复 8 ～ 10 圈为一组。

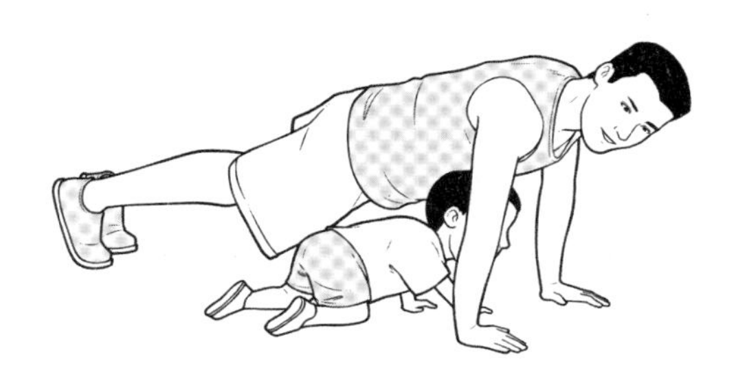

图 8-2　亲子运动二

亲子运动三

如图 8-3，在光滑的地面上（木地板或光滑瓷砖）放置两条旧毛巾或其他织物，参与运动的人双脚站在毛巾上，脚踩毛巾向前滑动，同时摆动手臂，以最快的速度移动，在固定的轨迹上折返。

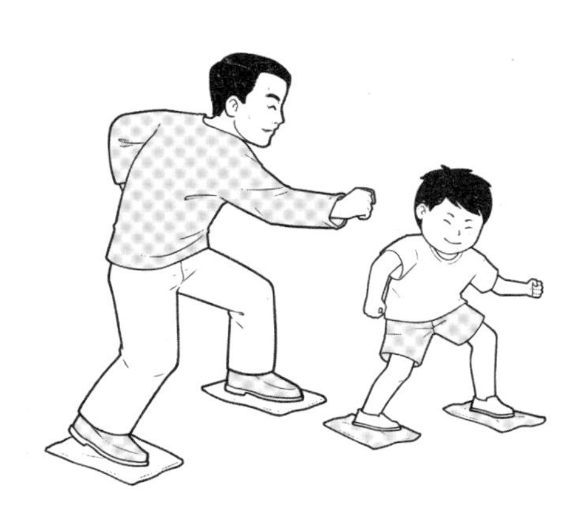

图 8-3　亲子运动三

亲子运动四

如图 8-4，参与此运动的家庭成员每人头顶一本书，向前行走，在保证书不从头上掉落的前提下，移动速度越快越好，在固定的轨迹上折返。

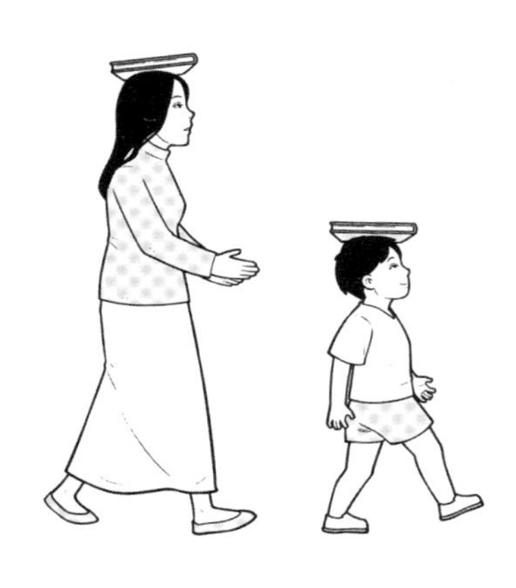

图 8-4　亲子运动四

注意：运动三、运动四可以根据家庭实际场地安排，既可以每次一人，通过计时进行比拼，也可以多个家庭成员同时进行，以先完成固定次数折返的为优胜者。

以上四种运动能够很好地调动大人与孩子的各项运动机能，在强身健体的同时又充满互动性、趣味性。父母是孩子最好的老师，快来试试这些亲子运动，和孩子一起养成良好的运动习惯吧！

儿童期体重管理

儿童肥胖日益突出，门诊经常出现四位老人和父母一同带宝宝前来就诊的情况。过多的溺爱造成了孩子吃得不健康，油炸食品、甜食、饮料成为孩子的“主餐”。这些不健康的饮食，常伴有自卑、学习成绩下降、家长焦虑、亲子关系差等问题。

杜绝一切不利健康的零食，从家长做起，一日三餐健康饮食，同时保证户外活动。家长以身作则，只有孩子自己了解肥胖的危害，才能积极配合。有合并心理问题的孩子，同时找心理医生或咨询师做专业指导。

膳食结构合理才能保证各种营养素的恰当均衡摄入，蛋白质、脂肪、碳水化合物、维生素、矿物质、膳食纤维及水等摄入量要恰当。

胖小孩往往因为摄入高脂、高糖类食物过多，导致其他营养摄入不足，造成营养不良型的肥胖！很多小朋友除了肥胖还有个子矮的问题，很可能因为高糖食物进食过多而忽略了奶制品的摄入。

另外，儿童肥胖还会增加患脂肪肝、糖尿病的风险，影响大脑发育，导致社交能力、语言功能下降等。

儿童肥胖标准如下：

5岁以下儿童超重肥胖的筛查采用身长/身高别体重的Z评分或年龄别BMI-Z评分，建议家长参阅《5岁以下儿童生长状况判定》卫生行业标准（WS/T423-2013）。

5～6岁儿童超重肥胖的筛查采用年龄别BMI-Z评分，建议参考《世界卫生组织儿童生长发育标准》(2007年)。

6～17岁儿童采用BMI作为肥胖的初筛指标，同时采用腰围或腰围身高比用于中心性肥胖筛查，采用《6～18岁学龄儿童青少年性别年龄别BMI筛查消瘦、超重与肥胖界值》。

6～18岁参见表8-1。

表8-1 中国6～18岁学龄儿童、青少年性别及年龄别的BMI超重、肥胖界值

年龄（岁）	男生		女生	
	超重	肥胖	超重	肥胖
6	16.4	17.7	16.2	17.5

续表

年龄（岁）	男生		女生	
	超重	肥胖	超重	肥胖
6.5	16.7	18.1	16.5	18
7	17	18.7	16.8	18.5
7.5	17.4	19.2	17.2	19
8	17.8	19.7	17.6	19.4
8.5	18.1	20.3	18.1	19.9
9	18.5	20.8	18.5	20.4
9.5	18.9	21.4	19	21
10	19.2	21.9	19.5	21.5
10.5	19.6	22.5	20	22.1
11	19.9	23	20.5	22.7
11.5	20.3	23.6	21.1	23.3
12	20.7	24.1	21.5	23.9
12.5	21	24.7	21.9	24.5
13	21.4	25.2	22.2	25
13.5	21.9	25.7	22.6	25.6
14	22.3	26.1	22.8	25.9
14.5	22.6	26.4	23	26.3
15	22.9	26.6	23.2	26.6
15.5	23.1	26.9	23.4	26.9
16	23.3	27.1	23.6	27.1
16.5	23.5	27.4	23.7	27.4

续表

年龄（岁）	男生		女生	
	超重	肥胖	超重	肥胖
17	23.7	27.6	23.8	27.6
17.5	23.8	27.8	23.9	27.8
> 18	24	28	24	28

儿童肥胖的治疗原则，是增加能量消耗。其目的是使体脂减少，并接近正常状态，同时又不影响患儿身体健康和生长发育，包括生活方式干预、心理行为干预、药物治疗、减肥代谢手术。

儿童肥胖更适合通过生活方式的改变来改善，药物或减肥代谢手术是最后的选择。80% 的肥胖儿童长大后依旧会肥胖，绝大多数“少年肥”会延续到“成年肥”，甚至是“终身肥”。但肥胖的儿童如果在青春期前减肥成功，成年后肥胖的概率会大大降低。作为小胖墩的家长，具体该怎么做呢？

做到“52110”，即：

5：每天吃 5 个成年人拳头大小的蔬菜和水果；

2：每天使用电脑玩游戏、看电视、玩手机等静态活动时间（不包括上课时间）不超过 2 小时；

1：每天进行 1 小时以上中高强度身体活动；

1：每天吃肉不超过 1 份（1 个普通成年人手心大小）；

0：不喝含糖饮料。

此外，适量的运动是体重管理的重要部分。针对儿童，我国的《儿童肥胖预防与控制指南（2021）》推荐儿童应进行适宜的多种多样的活动，详见表 8–2。

表 8–2　不同年龄的儿童推荐的身体活动量

人群	建议
0 ～ 6 月龄婴儿	醒着时至少保持 30 分钟的俯卧姿势
7 ～ 12 月龄婴儿	每天俯卧位自由活动或爬行的时间不少于 30 分钟
12 ～ 24 月龄婴儿	每天活动时间不少于 3 小时
3 ～ 5 岁学龄前儿童	每天身体活动总时间应达到 180 分钟； 每天户外活动至少 120 分钟； 其中中等及以上强度的身体活动时间累计不少于 60 分钟； 应鼓励积极参与玩游戏，使身体处于活跃状态； 建议每天结合日常生活多参与公园玩耍、散步等运动； 儿童静坐时间每天应不超过 1 小时
6 ～ 17 岁学龄儿童、青少年	每天累计进行至少 60 分钟的中高强度身体活动； 以有氧活动为主，每周至少 3 天的高强度身体活动； 身体活动应形式多样； 应至少掌握一项运动技能； 儿童静坐时间每天应不超过 2 小时

孕期女性体重管理

随着生活水平的提高，人们对孩子的营养及发育越来越重视，尤其是宝宝还在妈妈肚子里的阶段，妈妈及其他家庭成员担心胎儿营养不够，会额外补充很多营养物质，最终导致孕妇体重超标甚至肥胖，各项产检指标不达标时，才懊悔不已。

孕期肥胖使母儿风险增加。对于母亲，妊娠期肥胖增加了母亲患妊娠期糖尿病、高血压、静脉血栓、产后出血、切口感染、手术产的风险；对于新生儿，妊娠期肥胖增加了死产、肩难产、胎儿窘迫、巨大儿、重要的先天性缺陷的风险。因此，加强妊娠期肥胖症的管理十分重要。

需要注意的是，控制孕期增重，孕早期是关键，可实际上很多孕妇往往在这个阶段体重增加得最厉害。要知道，孕妇在怀孕早期不需要摄入额外的热量，也就是说，不应该吃“双份”，如果怀孕早期体重增长过多或过快，中晚期要注意尽量控制增重速度和增重量。除了与产后体重有关外，孕期增重过多还会增加孕妇和胎儿的健康风险。所以整个孕期，尤其是孕早期，应重视监测和控制体重增长，做到健康增重。

如何做好孕期体重管理，减少孕期肥胖率的发生呢?

首先要控制孕妇的体重增长。孕妇肥胖的来源分为两类：一类为孕前肥胖；另一类为孕期增重过多，两者均表现为孕期肥胖。而孕前的体重，又决定孕期体重增长的幅度，准妈妈可以根据下表，结合自己孕前的BMI，来看一下自己孕期增重的理想范围。

不同孕前BMI值女性增重参考表8–3：

表8–3　妊娠期妇女体重增长范围和妊娠中晚期周增重推荐值

妊娠前BMI（千克/平方米）	总增重范围（千克）	妊娠早期增重范围（千克）	妊娠中晚期每周体重增长值及范围（千克）
低体重（BMI ＜ 18.5）	11 ～ 16	0 ～ 2①	0.46（0.37 ～ 0.56）②
正常体重（18.5 ≤ BMI ＜ 24）	8 ～ 14	0 ～ 2	0.37（0.26 ～ 0.48）
超重（24 ≤ BMI ＜ 28）	7 ～ 11	0 ～ 2	0.30（0.22 ～ 0.37）
肥胖（BMI ≥ 28）	5 ～ 9	0 ～ 2	0.22（0.15 ～ 0.3）

注：①表示孕早期增重0 ～ 2千克。②括号内数据为推荐范围。

资料来源：中国营养学会团体标准《中国妇女妊娠期体重监测与评价》(T/CNSS 009—2021)。

首先，孕期生活方式干预。

对于超重和肥胖的孕妇来说，生活方式的干预可有效地减少孕期体重的增加和妊娠并发症。

生活方式干预包括合理的孕期营养能量摄入、运动和精神、心理支持。怀孕期间建议每周至少进行150分钟的适度体育活动（11000步/天）。有些孕妇合并其他疾病并不适合运动，例如严重的心肺功能受损、宫颈环扎术后，多胎妊娠和先兆早产，孕晚期持续阴道出血，前置胎盘，胎膜早破，子痫前期，胎儿生长受限等情况。

精神、心理支持要求医患双方及肥胖超重者家庭成员间充分沟通，了解妊娠期肥胖可能导致的不良妊娠结局，树立孕期体重控制的观念和信心。

哺乳期女性体重管理

生完孩子，就进入了关键的月子期。很多妈妈的习惯是一直躺着坐月子。其实对于哺乳期的妈妈来说，一直躺着坐月子，是一个非常容易长肉的阶段。哺乳期属于特殊时期，并不建议过度节食或者过度运动来进行减肥，以免造成身体异常对母乳喂养产生影响。若想减肥，我们有必要来看看产后的“肥”是从哪儿来的。

一般来说，BMI 在 18.5 ～ 23.9 的女性，孕期体重增加的合理值为 8 ～ 14 千克（包括胎儿、羊水、乳房、子宫等），这些增加的重量对宝宝的生长发育至关重要（图 8–5）。

分娩后，产妇会立即失去一部分孕期体重——包括宝宝的出生体重、羊水、胎盘、出血等（5 ～ 6 千克）。产后几周，孕妇的血液、坏死蜕膜组织、黏液等逐渐被排出体外，剩下的就是孕期增加的脂肪。

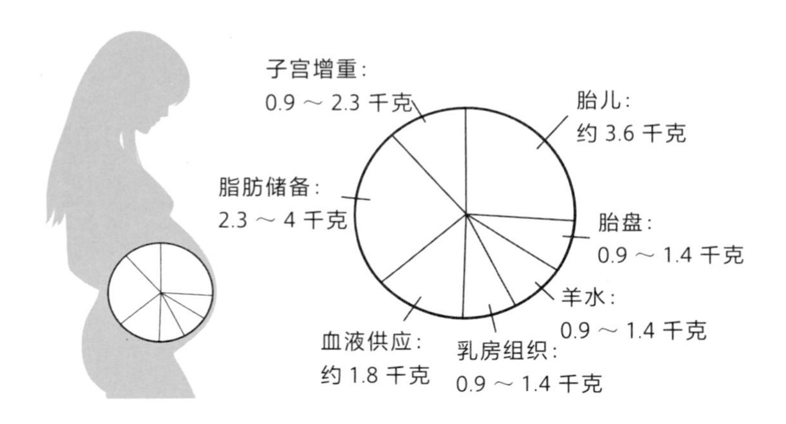

血液供应、脂肪储备和乳房组织带来的增重都在腹部以外的区域。

图 8-5　孕期增重分解图

也就是说，相较于产前，在生产一个月后所增加的体重，才是产妇净增长的体重，这些重量以脂肪形态储存于身体的各部位。产后体重管理的目的，就是要减掉这些多余的脂肪。

那么什么时候减肥最佳呢？

最好安排在第 2 ～ 3 个月开始，产后 2 ～ 6 个月是控制体重的黄金期。一般来说，如果6个月内没能恢复到孕前的体重，6 个月后减肥会更加困难，而 12 个月是减肥的时间上限，如果不能在产后 12 个月内将孕期增重减掉，脂肪就很难减掉。

产后减肥影响母乳质量吗?

科学合理的减肥方式是不会影响母乳的质和量的。母乳的质和量主要取决于宝妈膳食的营养情况，当然也与宝宝的需要量、吸吮次数等有关。营养的膳食即膳食的多样化和均衡搭配，而并非简单的“少吃一点儿，母乳就不够，或者使劲儿吃，质量就好”，一味地“多吃或少吃”是不科学的。当合理摄取的营养成分和消耗量，也就是饮食与母乳喂养处于黄金平衡点时，才能达到“哺乳质量高”且“瘦身效果好”的双赢效果。

产后体重管理的关键点在于几个原则：平衡膳食、适当运动、作息规律、心情愉悦；坚持母乳喂养，制订合理计划。

产后减肥多少，制订计划很关键。

一般来说，产后的减肥速度大约在每周 0.5 千克比较适宜，不建议哺乳期减肥过快，最好每周不超过 1 千克。孕前 BMI 正常的宝妈应以恢复到正常 BMI 为目标，若孕前超重或肥胖，则以怀孕前的体重为目标，之后再进一步减肥。建议有备孕计划的女性，将孕前体重控制到正常 BMI 范围内。

产后减肥，制订计划是减肥成功与否的关键。开始产后减肥时，目标不要定得过高，以免因达不到而丧失信心。但一旦计划开始，就需要摆正心态，坚持下去！产后体重管理不同于日常瘦身，身材恢复也并非朝夕之事，往往需要调动自身的主观能动性，合理安排减肥计划，自律践行减肥原则。

老年人的体重管理

对于老年人，什么样的体重才算适宜呢？现在，我们通常对于无严重疾病的老年人用 BMI 来判断。

成年人的 BMI 划分是：< 18.5 为消瘦，18.5 ～ 23.9 为正常体重，≥ 24 为超重，≥ 28 为肥胖。

随着年龄增加，老年人脊柱弯曲变形，身高较年轻时缩短，而体内脂肪组织增加，使得 BMI 相应升高。

研究发现，如果老年人的 BMI > 26.9，这类人群很容易患高血压、高血脂、高血糖及心血管疾病等，会缩短寿命。但如果老年人的 BMI < 21.0，身体消瘦，营养素摄入不足，免疫力降低，当流感、肺炎等疾病发生时，死亡率要高于正常的老年人。因此，老年人的 BMI 在 21.0 ～ 26.9 最为适宜。

究竟什么原因会导致老年人体重增加呢?

睡眠时间过少。大部分人进入中老年后，睡眠质量开始变差，随着年龄的增长，睡眠时间越来越少。人体内的激素水平变乱，影响能量代谢。而且睡得少的人，机体分泌的瘦素量会减少，胃的饥饿水平反而会升高。这样一来，吃的食物就会变多，从而诱发肥胖。

脂肪代谢速度变慢。随着年龄的增长，人体的脂肪代谢速度慢慢降低，如果没有及时干预，身体会增加大约五分之一的重量。再加上年纪大容易感到疲累，所以中老年人体力活动次数会不断减少，从而降低基础代谢率。如果身体内的脂肪不断堆积，身体代谢率却不断降低，体内容易堆积大量脂肪，从而导致肥胖。尤其是腰腹部和大腿部位，赘肉堆积量是最多的。

激素水平改变。女性进入绝经期之后，身体会突然发胖，而且发胖的速度特别快，这与她们体内激素水平发生变化有很大的关系。雌激素水平下降，从而影响能量代谢，无法正常调控体内的脂肪分布。

如此一来，大量的脂肪就会堆积在腹部。因此，中老年女性的肚子上往往有两三层赘肉。腹型肥胖者肥大的脂肪细胞能逃避胰岛素对其分解的抑制作用，使脂肪增加，而脂肪的分解又可以增强胰岛素抵抗高血压。

当然，老年人在减肥时也需要注意很多问题：

少量多餐，每餐吃七八成饱，若主食摄入较多，最好在原有饮食基础上每天减主食 1 ～ 2 两；

每天膳食总能量的摄入在 1000 ～ 2000 千卡，高能量食物应少吃或限制进食，如奶油糕点、糖果、含糖饮料等；

增加膳食中食物纤维的摄入量，可选择各种杂粮粥、杂粮主食、嫩玉米等食物，不仅减少了能量的摄入，且粗细粮搭配还有利于老年人血糖平稳；

减少膳食中脂肪的摄入，烹调油在原有饮食基础上每天减少 10 ～ 20 克，尽量少吃或不吃油炸、油煎、肥肉、奶油等食物；

少喝含酒精的饮料，尤其是白酒，其能量高且营养素少，不利于体重下降；

每天坚持运动，步行、慢跑、打太极等。这些有氧运动都特别适合老年人，尤其步行是肥胖老人最好的健身方式。每天走 1 ～ 2 小时，可分次完成，每次不少于 15 ～ 20 分钟，以每分钟 80 ～ 90 步的速度行走为宜；

定期监测体重，每周称重 1 ～ 2 次。减肥不能急于求成，不能求快，只要体重较前一周下降，就说明控制有效。通过对饮食与运动方案的不断调整，使体重逐渐达到健康体重的范围。

减肥成功后的体重管理

有不少朋友在不方便进行户外运动期间“闭关修炼”，没有停下减肥的脚步，陆续回归健康体重，取得了降低体重、控制血糖的预期效果。体重达标是减肥之路上的第一个里程碑，保持住减肥成果，预防减肥后的反弹才是长期要维护的目标。

很多人都遭遇过“减肥—复胖”的噩梦，因为每个人的体内都有个体重“调定点”，因此短期体重增加或减少会自动代偿，比如食欲变好，体力下降不想运动，突然想吃肥甘厚味等高热量食物，身体通过这样的“小心思”让体重恢复到调定点水平。

因此，稍不留神，就会导致“复胖”的结果。这让人很崩溃，辛辛苦苦奋斗了好久，一朝回到解放前。

在减肥的过程中，能量摄入过低，蛋白质摄入不足，运动不科学，造成肌肉流失，降低了自身的基础代谢，导致身体每天所消耗的热量降低，相当于身体开启“备荒”机制，当恢复饮食停止运动后，体重就会逐渐反弹，甚至比原来还重。因此，减肥过程中，合理规划饮食、维持基础代谢水平，才能养成易瘦体质，保护体重和身材不易反弹。主要须做到以下几点：

足量饮水，控制食欲，促进代谢。喝口水都会胖，所以经常视水如敌人？持有这种想法的人，怎么可能瘦？白水是没有热量的饮品，不但不会让人长胖，还可以促进血液循环，稀释血液浓度，帮助肠胃蠕动，带走体内毒素跟垃圾，减少便秘的出现。即使减肥成功后，也要坚持每天喝 2 ～ 3 升水，少量多次，给身体补充足量的水分，可以保持身体的代谢水平，还可以帮助抑制食欲。

合理运动，保护瘦体重。肌肉是身体最宝贵的组织，可以保护身体器官跟关节，帮身体消耗更多的热量，同时让你的身材更加紧致。体重达标后，运动习惯仍须保持，比如以前是每周 7 次运动，现在可以是一周 5 次，或是 4 次。然后慢慢地减少，但是为了长期维持体重，建议还是每周都规律地运动，不要突然中断。每周 150 分钟中等强度的运动不光减肥者需要，每个人都需要。保持身体的热量消耗，巩固来之不易的体重跟身材，减少反弹的概率。

充足优质的蛋白质。摄取足量的蛋白质能够提高我们的基础代谢率，在消化过程中为人体带来 20% ～ 35% 的额外热量消耗。蛋白质主要是由氨基酸组成的，人体消化这类食物比消化脂肪及碳水化合物更费时费力，要将它们分解掉需要燃烧更多的热量。同时，也能延长我们的饱腹感。食物的摄入要均衡，不用惧怕吃肉，有些肉类食物的热量比某些蔬菜（贝贝南瓜、豌豆）还要低。当然，这也并不意味着饮食必须以高蛋白为主，只要保证每日摄入总热量的15%～20%来自蛋白质（如鱼、鸡肉、低脂干酪、酸奶、豆类）即可。

热量摄入要合理。原则上还是少吃，适当地控制饮食分量。重要的是要有减肥的意识，要有七分饱的自律意识。如果失去少吃的概念，发胖是必然的。早餐鸡蛋、牛奶、主食不可少；中餐瘦肉、主食、蔬菜兼顾；晚上就是蔬菜蛋白质类食物做主角。餐餐吃蔬菜，水果不超量，平时少油腻，少零食。

健康习惯要延续。以为自己减肥成功就可以一劳永逸，暴饮暴食，从不运动，吸收的能量消耗不出去，怎么可能不再长胖?！其实减肥成功并不是从你的体重减到理想数字那一刻开始的，而是在半年内体重不反弹开始的。半年内体重没有大幅度的反弹，才算成功。因此，体重达标后，请给身体充裕的时间进行巩固。

除了饮食与运动，每日起居也不容忽视。平时不熬夜、少久坐不动、戒烟少酒、不喝饮料，周末不赖在家里等。有资料表明，仅仅熬一次夜，就能降低几天的基础代谢水平，使消耗大减。

定期上秤、测量围度，做好监控。定期体成分分析是最为理想的评估方式，如果没有条件，也可以每周测量清晨的空腹体重，有助于监控体重变化。另外，还可以从穿衣服的感觉中体会身体围度的变化，一旦体重上升，裤子变紧，要及时自查，或者及时联系专业医疗机构帮助查找问题，采取科学有效控制体重的措施，避免减肥成果付诸东流。

附录

切掉肥胖人士的胃最多的医生

老孟可能是中国见过肥胖人士最多的医生，也是切掉肥胖人士的胃最多的医生。

刚认识老孟时，他给一个天津的年轻妈妈做手术。这个妈妈 32 岁，体重 380 斤。有一次儿子跟她说：“妈妈，你来接我的时候，可不可以假装你不是我妈妈？因为同学们老笑话你。”这句话深深地刺痛了她，最终决定在老孟这里做袖状胃切除手术。术后第二年，我在这个妈妈的朋友圈里看到她发了晚上出去跟儿子骑车说笑打闹的视频。她已经瘦了 100 多斤，心理包袱基本卸除。

老孟的患者当中，有一大批这样的肥胖人士。有的在家吃饱饭之后，跟朋友出门又干掉两套烤鸭；有的吃自助从中午 11

点一直吃到下午 4 点被老板“撵”走；还有的陪着老板应酬把自己吃胖，三高爆表。老孟是彻头彻尾的“脂肪敌人”。在门诊，他扫一眼患者的体形，就对患者的 BMI 心里有数，然后就是苦口婆心的唠叨：“万病皆胖起。”“过多的脂肪导致了你的胰岛素抵抗，得了糖尿病等于得了冠心病。”“看看你的脖子，已经出现了黑棘皮症。”“喝凉水都长肉，说明你喝的不只是凉水。”……这就是老孟的工作，劝肥胖人士减重，切胃。

老孟的工作颇为奇特。说他是外科医生吧，他治的是内科的三高；说他是内科医生吧，天天挥刀动枪，咔咔切胃。横跨专业，让他拥有了专科医生无法拥有的快乐：术后第二天患者的血压血糖就有“断崖式下跌”，有的老糖友甚至停了药。有一次，一个 50 岁出头的大姐看见老孟进门就喊：“孟主任，太好啦，我这几天没吃二甲双胍和罗格列酮，空腹（血糖）只有 6.8！”

老孟，从我认识他到现在，天天不是切胃就是在切胃的路上，到现在已经有近万例的胃（局部）被老孟“干掉”；老孟也有绝活，术后并发症几乎是世界最低水平。其实说绝活吧，他就是不怕麻烦，钉子缝合之后，他自己一针一线再缝一遍。外科医生手准、活细，对患者来说就是莫大的幸运。

老孟的目标，其实不是切胃，而是尽量不切。这也是他在门诊苦口婆心劝说，甚至写书的最终目的——能自然减重尽量自然减重，能不做手术尽量不做，用大家能理解、能做到的办法控制体重。

知道老孟写书之后，我发自内心地高兴。一个天天和肥胖人士打交道的医生告诉大家怎么减重，最有说服力。最好别去见他，袖状胃手术也好，胃旁路手术也好，都是没办法的办法。能通过科学的饮食和生活方式调整，以达到不胖或者减肥的目的，这比什么手术都高明。

肖映峰

资深媒体人